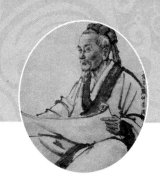

跟张仲景说上话

单志华四十年临证读伤寒

单志华　著

中国中医药出版社

·北京·

图书在版编目（CIP）数据

跟张仲景说上话：单志华四十年临证读伤寒 / 单志
华著 . —北京：中国中医药出版社，2020.12
ISBN 978-7-5132-6340-5

Ⅰ . ①跟… Ⅱ . ①单… Ⅲ . ①《伤寒论》—研究
Ⅳ . ① R222.29

中国版本图书馆 CIP 数据核字（2020）第 149093 号

中国中医药出版社出版

北京经济技术开发区科创十三街 31 号院二区 8 号楼
邮政编码　100176
传真　010-64405750
三河市同力彩印有限公司印刷
各地新华书店经销

开本 710×1000　1/16　印张 14.5　字数 192 千字
2020 年 12 月第 1 版　2020 年 12 月第 1 次印刷
书号　ISBN 978 - 7 - 5132 - 6340 - 5

定价　58.00 元
网址　www.cptcm.com

社 长 热 线　010-64405720
购 书 热 线　010-89535836
维 权 打 假　010-64405753

微信服务号　zgzyycbs
微商城网址　https://kdt.im/LIdUGr
官 方 微 博　http://e.weibo.com/cptcm
天猫旗舰店网址　https://zgzyycbs.tmall.com

如有印装质量问题请与本社出版部联系（010-64405510）
版权专有　侵权必究

内容提要

本书是当代中医临床家单志华先生近四十年对《伤寒论》精读深思与临证体会的一部分，是作者继承其师刘渡舟、胡希恕等名老中医经验、独立思考与临证的实录。

本书以《伤寒论》之"龙头"——太阳上篇30条为例，依照原文排序，从《伤寒论》的文字文法切入，逐字逐句、多层面多视角进行探讨，努力揭示仲景文章中蕴涵的丰富思维经验，在对原文读法的对比辨析中，积极借鉴恩师等前辈的学术精华，并结合作者临证得失，准确把握六经辨证方向，真正体悟到《伤寒论》是吾辈临床的"活水源头"。作者对《伤寒论》的治学标准是"要跟张仲景说上话"（刘渡舟老师语）。如何能接近并达到这一步？本书即是一个尝试。

此外，针对康平本《伤寒论》的一些疑点，作者本着学术探讨的态度撰文提出看法，认为研究《伤寒论》版本问题所依据的标准，应该是"选择证据，以古为尚"，明确了就现存可考的《伤寒论》版本文献，以《脉经》传本为最古，其版本学价值不可替代。

本书适合中医临床工作者、研究者，《伤寒论》经方与文献研究者，中医药院校师生及中医文化爱好者阅读参考。

作者简介

单志华，北京中医药大学临床特聘专家，我国著名针灸学家、北京中医学院（现北京中医药大学）建院元老单玉堂先生之子和学术继承人；著名伤寒大家刘渡舟教授"师带徒"第四位入室弟子，著名经方大师胡希恕先生的亲传弟子，尽得二位中医泰斗真传，从而决定了一生的学术走向——崇尚仲景学说，研究与临证《伤寒杂病论》。后拜师民间道医许振寰先生，学习治疗肝病和肿瘤的独到经验。

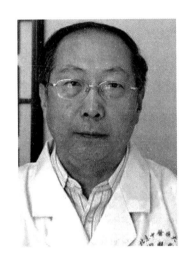

从事中医学习与临证四十年，其中受聘在英国行医十余年，因治病效果显著，广受好评，英国媒体曾对其进行过专访并撰文报道。医术全面，喜用经方，娴熟针灸。能够运用六经辨证与脏腑经络辨证治疗多种内科、妇科、男科、皮科疑难杂症，辨证精准，处方思路灵活，疗效可靠。针灸注重特殊穴位配穴与手法操作，擅长治疗颈椎病、腰椎间盘突出症及各种痛证，取效快捷；治疗肿瘤强调激发任督二脉的生命活力，在控制与缩小瘤体、缓解癌性疼痛、延长生存期及提高生存质量方面积累了宝贵经验。

出版《中医传承思辨录》《伤寒论针灸配穴选注》《单玉堂针灸配穴通俗讲话》《单玉堂伤寒论针灸配穴》《单玉堂子午流注与灵龟八法讲稿》《胡希恕伤寒论授课笔记》及《中国针灸处方大成》（合著）等多部著作。

自　　序

本书以《伤寒论》之"龙头"——太阳上篇30条为例，依照原文排序，从《伤寒论》的文字读法切入，联系近四十年对《伤寒论》的学习、思考、研究与临证体会所得，尝试着逐字逐句、多层面多视角分析探讨，努力揭示仲景文章中蕴涵的丰富思维经验，如本原思维（方药剂量的象数、河图之理）、框架思维（三阴三阳、五行方位与生克、五运六气干支体系）、悟性思维（前两种思维基础上的顿悟与变通），还包括条文排序的严谨构思等，这些经验渗透在具体的语境情景之中，必须努力于仲景文章的字里行间处揣摩其意，体会其语境情景，力求接近并达到"跟张仲景说上话"的标准。

吾师刘渡舟老先生早在1982年就曾语重心长地对我说："《伤寒论》这本书就像一堵墙一样很厚，所以要尽可能学得明白些。什么叫明白些？就是要跟张仲景说上话。""什么叫跟张仲景说上话？就是你学了这一条，先好好琢磨琢磨，仲景下一条有可能讲什么？好好想想，把这之前学过的条文，它们之间的联系再好好理一理，想好了再看下一条。如果你想的正好是仲景下一条要说的——这就叫跟张仲景说上话了。"

岁月匆匆，三十八年过去了！重温当年恩师的话语，依然是心潮涌动。刘老作为一代伤寒大家，晚年仍在苦苦求索，他给我辈留下一个终生都要做的课题，那就是——如何才能跟张仲景说上话？学习《伤寒论》光下功夫背诵是远远不够的，光努力临床有了一定的经验积累也还不够，必须真实地体会，必须"参悟""复制情景"，如师所言："想方设法寻找门径，穿墙而进，一览而无余。"自余受教于恩师后不久，便萌发此想，对《伤寒论》沉潜涵泳，反复玩味，每有所得即笔之于书，乃至梦寐恍惚、神思魂牵，灵感一现而有所悟，猛醒后迅速记录梦境"所言"，如此苦心孤诣，积年累月，结合长期的读书思考与临证得失感悟而撰成此稿。如今年过花甲，学未有成而鬓先霜。自叹人生苦短！唯一的目的就是要"跟张仲景说上话"，别无他求也！

本书为什么单选太阳上篇这30条呢？此30条即三十大法，故列专章详析其要。正如刘渡舟老师反复强调指出的："如果仔细地进行分析研究则不难看出，本篇的组合排列，前后贯通，互相呼应，令人读之大有石破天惊、意趣无穷之魅力，反映了张仲景的思维性、逻辑性、科学性，辨证论治的最高水平。"刘老曾撰文分析过太阳上篇30条，认为共包括三部分：第一部分为第1～11条，有论而无方，以论为主；第12～28条为第二部分，论述桂枝汤证及其加减证（10首方）和禁忌证；第29～30条为第三部分，论述太阳病误治后的各种"变证"，以及相应的"救逆"方法。其中有白虎加人参汤证、甘草干姜汤证、芍药甘草汤证、调胃承气汤证、四逆汤证（5首方），属于桂枝汤证与桂枝汤加减证共有10张方子，比"救逆"汤类多出一倍，所以上篇的重点仍以桂枝类为第一（《刘渡舟伤寒临证指要》，陈明等撰次整理）。

学习《伤寒论》要讲究"读法"，作为"龙头"的太阳上篇，虽然仅有30条，但提纲挈领，总揽全书，内涵异常丰富。谁都知道《伤寒论》难读，又都晓得它是中医临证必读的经典，那怎样才能把书读进去？《伤寒论》的语言、文字关是研读此书第一要面对的问题，是基本功！本书之所以强调"读法"，意即在此。

《伤寒论》成书于东汉末年，当时的文人于散文体中有意识地吸收和运用韵文的某些表现方法，观仲景《伤寒杂病论·序》中文体风格，语言运用讲究四字句法、六字句法、四四四四句、六六四四句等，使散文体内嵌有朗朗上口的韵文，对偶排比句错落有致，工整而不萎弱。骨气奇高，直抒怀抱，讥弹时人，文笔锋利、简洁，同时也表现出自视甚高的个性。再观《伤寒论》正文，语言质朴厚重，古韵苍苍，确实包括张仲景"勤求""博采"前人遗训之内容。然以"论辨"一线贯穿，则仍带有东汉清议的风气，书名为"论"，诸篇名之首皆冠以"辨"，将"论"理法方药与"辨"病脉证紧密结合，并时时设有"问答"，述义繁简互证，言理对比发明，宾主假借彼此呼应，于散文体中时时换韵，散韵相间，加之运用直叙、夹叙、倒叙、借代、举隅、自注等修辞手法，行文如云龙出没又一贯首尾。

所以欲学好《伤寒论》，语言文字关是需要先行解决的。胡希恕老师研读的基本方法是，紧贴着《伤寒论》白文走，摈弃一切"玄说"，于字里行间揣摩其义，可见老人家悟性之高。刘渡舟老师晚年曾感叹道："《伤寒论》的方，叫作'经方'，来源于伊尹的《汤液经》，而西汉的太仓公淳于意和东汉的长沙太守张仲景继承而流传至今。'经方'的特点是，药少而精，出神入化，起死回生，效如桴鼓而为方书之祖。"又说，"中医以辨证为先，唯《伤寒论》的辨证论治之法，祖述岐黄之学，发明汤液之旨，高出人表，独领风骚，而为中医之魂"（《方证相对论》，刘渡舟撰写）。

《伤寒论》这部书是我辈一生必修的经典。晋人皇甫谧讲"仲景论广伊尹《汤液》为十数卷"，然《汤液经》早已散佚，《伤寒论》却历久长存而流传至今。为什么？我想其中一个主要的原因就在于张仲景传承并创立了三阴三阳六经辨证体系——这是《伤寒论》的灵魂所在！因而这部书就不仅仅是一部方书，其理论体系决定了它具有顶级的学术地位与价值。这就需要我辈站在一定的理论认识高度上认真钻研这部伟大的著作，进而精准确立六经辨证方向，自觉地把握疾病的本质和规律性，造福苍生！

先贤王叔和在《脉经·序》中说："诚能留心研穷，究其微赜，则可以比踪古贤，代无夭横矣。"这是为医者的一种修业治学精神，更是一种境界。

此外，针对康平本《伤寒论》的一些疑点，笔者本着学术探讨的态度撰文提出看法（见书后附一），认为研究《伤寒论》版本问题所依据的标准，当遵照梁启超对"朴学"（考据学）正统派之学风要求——"选择证据，以古为尚"。同时明确了就现存可考的《伤寒论》版本文献，以《脉经》传本为最古，其版本学价值不可替代。

诚然，本书虽耽思精研，仍不免庸愚智浅，纰谬之处，尚祈高明者斧正，是所幸也！

书中所引《伤寒论》条文序号，以带序号的明代赵开美刻本的现代通行本为准。

最后，感谢中国中医药出版社对本书出版的大力支持！感谢《中医师承学堂》系列丛书主编刘观涛主任的悉心策划与指导！感谢责任编辑王琳女士对本书付出的辛苦和卓有成效的努力！

单志华

2020 年 3 月 6 日 于北京

目　　录

导　言

刘渡舟老师说:"学'伤寒'既要系统化,又要连贯顺延,妙在不言而喻,于文字中求辨。"笔者对此深有体会。如何"于文字中求辨","读法"就是一大关键。为方便读者领悟本书要点,笔者首先在这里就太阳上篇原文"读法",提要钩玄,举例说明如下。

一、学《伤寒论》要重视文法读法

以第 1 条太阳病提纲证为例:"太阳之为病,脉浮,头项强痛而恶寒。"它首先确立了"辨病脉证"的思维模式,学仲景文切忌顺口滑过,否则便不能领会其神韵。《伤寒论》这部书,其弦外之音丰富到没有第二部医学典籍可比。六经名篇言"辨某某病脉证并治",其病→脉→证的顺序有用意,即首先要辨的是什么"病"(六经病提纲),以"脉"判断病位(表里)病性(阴阳),继而凭借脉来辨"证"(病之下的证)。病是给出范围,脉是最能反映疾病的动态变化,故仲景尤其注重脉诊,包括对病程转变演化的不同病理阶段(证)的辨识,即通过脉落实到证。

通过六经名篇每经开篇都有个病的"提纲",表明仲景首先以辨病驾驭辨证,方法是因具体脉、症识病,用胡希恕先生的话讲就是"先辨六经",即先辨六经为"病",这个起点不能错!起首曰"太阳之为病"而不直曰"太阳病"，是《伤寒论》起首以六经名篇的一种特殊表达方式，"太阳之为病"即"太阳为病"，亦即太阳本身自生自成的病。"之"，语气助词，放在这里起取消句子独立性的作用，目的在于强调动词"为"后面的宾语"病"；"为"，动词，有"初起形成"之义；此五字语气一贯到底。同时，曰"太阳之为病"而不曰"寒之为病"，强调的是受病之体和受病之经。从文法语境看，提纲用"之为"引出病的内容，十分明显用意在病的下文，卷首开宗明义赫然立出"太阳之为病"五字，如大将建旗鼓，特定气势已跃然纸上，张力非常饱满！

从医者诊脉到病者自觉症状，语气由上摄下，一直贯穿到"恶寒"。此提纲完全是在讲太阳病特征，突出脉诊和恶寒。试析此一脉两症："脉浮"，先声夺人，病太阳则脉浮；"头项强"三字当细玩，"头"为诸阳（手足三阳与督脉）汇聚之所，"项"指后颈部，为太阳之专位，太阳经受病无疑；"强"者，僵直不柔和貌，"强痛"是病者自觉症状，言外有"强加"之意。如此纯阳之高位竟强加其痛，原因何在？答曰"恶寒"——从受病之体的角度给出答案，唯有寒邪所伤凌犯太阳之高位方能如此。作为太阳病提纲证，说明太阳表证与太阳经的循行有直接关系。事实即如此。"而"，连接词，放在自觉症状"头项强痛"与"恶寒"之间，在于加重恶寒的语气，言外有揭示病因之意。

仲景用一脉两症作为太阳病提纲已明示，而这一脉两症，无一虚字，"浮"乃病势向外向上，"头项"乃人身阳气之至高点，"强"乃受病之体自觉僵直不柔，"痛"乃致病之邪闭阻经气而涩滞不通（寒主收引之故），"恶寒"属自觉症，点出病性。用"而"连接，属递进连词，强调"恶寒"必定出现，亦暗合"痛"的所以然。同时，此一脉两症，脉在先，一锤定音，概括太阳为病在表不容置疑，后两症用"而"连接一气呵成，气脉相应，则太阳本经（头项）本气（恶寒）为病昭然。此两症写法上收放结合，先收后放，一张一弛，由头项贯穿至全身，收是突出太阳病位特异性征象，放是强调太阳为病范围之大之广，属太阳病之一般特点。语义十分完整。

太阳开篇提纲证这十四个字，从病势、病位、病情、病性几个方面高度概括出太阳本身自生自成之病，亦可认为是太阳本经本气为病，因"太阳之上，寒气治之"，足太阳膀胱为寒水之府，水中化气上行外达以卫外，是为太阳标阳（含太阳经气）。邪闭太阳经表，阳气不得敷畅，则表必恶寒。起首五字曰"太阳之为病"，关键词是"太阳"，煞尾曰"恶寒"，标阳而本阴，则太阳本经本气为病甚明。

二、"太阳"概念的内涵

讲太阳病首先要知道何谓"太阳"，基本内涵是什么。正确的思维，是要明确"太阳"概念内在的规定性（注意是内证而非外证）。这是学好太阳病篇乃至《伤寒论》的前提。笔者在本书中归纳出太阳概念的四层含义：①太阳气化脏腑经络内涵；②太阳主表而统营卫；③太阳与卫气的循行；④太阳少阴从本从标。其实这四层含义是相互补充渗透的（详见正文）。

这里仅就太阳少阴从本从标的内涵简述如下。

太阳为寒水之气，则寒水之气是本，太阳是标，太阳的中见就是少阴（表里关系），故太阳为病，从标从本，从本见寒证，亦可从标见热证；少阴本气为热，少阴是标，中见太阳，则少阴病亦是从标从本，从本热，又从标阴，故少阴病有寒证，又有热证。所以，太阳少阴从本从标，是太阳少阴寒热互化的基本变化规律。

从阴阳属性看，太阳标阳本阴，标本异气；少阴标阴本阳，同样是标本异气。故二者的作用趋向均为或从本或从标，说明太阳与少阴由于本气属性的寒热之异，在其功能活动的转化（中见之气）过程中，既各自独立，又相互依存、相互为用，进而形成新的气化形式（营卫之气）。太阳本寒需借助少阴本热之气（命火）的转化，使人体产生足够强大的卫气（卫气属阳），是为太阳从标而化；同理，太阳本寒之气，需借助中见少阴热气（君火）的转化条件，使人体产生足够的营阴（营血属阴）以营养肌腠，是为太阳从本而化。所以，太阳、少阴标本异气的相互作用与从标从本的转化条件，维持着太阳主表的巨大防御系统功能的稳定。

若人体质不虚，少阴本热之元气充盛，太阳本寒得以正常的化生营卫，虽触冒寒凉而纯为太阳表证，卫气充斥体表以抗邪，表阳郁闭，病从太阳标阳化热，多为表阳热证。典型的如寒邪束表卫闭营郁的麻黄汤证、太阳经输不利的葛根汤证、表寒里热内郁的大青龙汤证等；他如邪热内陷胸膈的栀子豉汤证、邪热壅肺的麻杏甘石汤证等。

若人素体阳虚，少阴本热之元气不足，则太阳本寒化生营卫不足，其中卫气不能固表，太阳为病后，易表邪入里向内向下与水饮结合，病从太阳本寒化水，多为寒证、饮证、阴证。典型的如水寒射肺外寒内饮的小青龙汤证、水蓄中焦的茯苓甘草汤证、太阳病水蓄下焦的五苓散证；他如阳虚兼里饮的苓桂术甘汤证、苓桂枣甘汤证、桂枝去桂加茯苓白术汤证、茯苓四逆汤证、真武汤证等。

此外，由于患者感邪的轻重、体质的强弱等因素，因而在太阳少阴寒热互化的过程中，体内化生营卫的状态不是完全等同的，或营阴充盛而卫气不足，病从本寒化；或营弱卫强，病从标热化。如太阳中风表虚之桂枝汤证，风中肌腠，营阴不能内守而汗出，基本病机是营弱卫强，但少阴本热不虚，卫气仍处于太阳表证的抗邪态势，唯邪中肌腠，营阴不守，症见"发热、汗出、恶风、脉缓"，治疗用桂枝汤本为解肌，标为发汗，入营透卫，路径自内向外，即解肌（入营）→发汗（透卫）→邪与汗共并而出→达到止汗（使散出于脉外之津归入脉中）。这期间，仲景要求喝稀粥以壮谷气，通过太阴主开的输布，以助太阳主开的气化，充营达卫而病解。

他如病发于阳，太阳标阳热化与本气寒化两相结合，表现为水热互结诸证，如水热互结于胸的大陷胸丸证、水热互结于胸胁的大陷胸汤证、痰热互结于心下的小陷胸汤证等。亦有病发于阴，少阴本热不足，感邪后误下伤及脾胃，升降气机逆乱，致心下痞证。如少阴本虚、太阳卫气不固，见"心下痞，而复恶寒汗出"的附子泻心汤证；或因表邪误下内陷击动里水，属太阳少阴或病标，或病本，或标本俱病，呈现一派寒热虚实错杂见证。如太阳标阳本寒俱病，见"胸中有热、胃中有邪气"的上热下寒的黄连汤证；有从太阳标阳热化，无形之邪热郁遏心下的大黄黄连泻心汤证；有太阳病误下，从本气寒化，无形之热击动心下之水，脾胃升降失调，表现为心下逆满而呕的半夏泻心汤证；有太阳表解后，标阳证罢而本寒之气显现，见"胃中不和、心下痞硬""胁下有水气"的生姜泻心汤证；有病"伤寒中风"，误下后"胃中虚，客气上逆"，标阳本寒俱病，上见"干呕心烦不得安"，下见"其人下利日数十行"的甘草泻心汤证等。

以上扼要谈了太阳病本证及其兼变证标本中见（少阴热气）的病理变化，其变化的基本规律是从本从标（详见正文）。

三、学《伤寒论》要体会临证场景

以第 6 条"温病"为例："太阳病，发热而渴，不恶寒者，为温病……""太阳病"与"温病"是并列关系。此条的提法当留意，前面是"名中风""名伤寒"，是太阳病的两种证型，与太阳病是隶属关系；此是"为温病"，与"太阳病"是并列关系。表明温病不是太阳病的一个证型，而是有别于太阳病的一种叫"温病"的病。仲景把温病定义为"发热而渴，不恶寒"七个字，明显是就"发热"的特点写出而与太阳病做鉴别的，并用"若发汗已，身灼热者，名风温"来说明温病与太阳病的治疗原则截然不同。那么，起首以"太阳病"冠之，何意？仲景以"太阳病"冠首，并以"发热而渴"四字紧随其后，意在告诫医者温病初起（初始升温期）可能有"恶寒"，但恶寒程度轻微且时间短暂，初起类似太阳表证，但又实

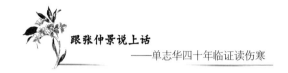

实在在不是太阳病，故将"为温病"这种定律的形式用"发热而渴，不恶寒"七个字固定下来。此前五条是为太阳病立出框架、标识眼目，至此条引出一个与太阳病病机与治疗完全不同且又是并列关系的"温病"概念，不同凡响。"发热而渴"用"而"连接，一是突出时间传变之快，二是表明"渴"因"热"来，则"发热"的性质是里热消灼，津液自明。

需要指明的是，这个"不恶寒"不是绝对的没有寒，临床所见恶寒是发热的第一升温期的表现，作为温病的"恶寒"，为时甚短，程度甚轻。冠之以"太阳病"，本意在强调外感病之一般共性，而不是什么"伤寒有五"一类（此种人为分类，极易造成概念混乱）。实际上，仲景是先明确太阳病的"共性"，之后以辨脉证的具体表达形式讲"个性"。

此条用意显然是太阳病与温病做鉴别，若误用汗法、下法甚至火熏之法，则预后不良。结合临床看，此条误治出现的诸多变证对脑中风发作期的治疗思路会有启迪。下面我们逐一来看。

（1）"若发汗已，身灼热者，名风温。"医者把它当成太阳病而误用辛温发汗，则火焰愈张。"风温"是言其变化迅速。太阳病的汗法包括桂枝汤、麻黄汤、葛根汤、大青龙汤等，掌握好汗法的适应证，一般不会出现方向性错误。而温病原则上禁用汗法，误用辛温发汗必然变证蜂起，后果严重。

（2）"风温为病，脉阴阳俱浮，自汗出，身重，多眠睡，鼻息必鼾，语言难出。"这组症状是误汗造成，说明里热未汗前已盛，误汗加上里热外蒸而自汗，津液大伤，谷气乏源而热邪上攻头面，胡希恕老师认为用白虎汤为正治。就是银翘散、桑菊饮亦不可用（不属于风热），热纯在里，上犯脑系。结合临床见某些脑中风患者，病情初步控制后，每每遗留此类证候，见脉洪大、汗出、嗜睡、口鼻气粗、偏瘫或半身沉重僵硬、舌强语謇等，每每辨脉证使用白虎加人参汤、桃仁承气汤、大柴胡汤加生石膏、芍药甘草汤等，效果良好。

（3）"若被下者，小便不利，直视失溲。"津液亡失于外而热盛于内，本无可下之里实证而又误下，则重伤太阳少阴脏腑，太阳乃寒水之经，下后太阳经腑气化失司，则小便不利；太阳与少阴相表里，伤及少阴之精则在上"直视"（目瞪直视，眼球不会转动），在下"失溲"（小便失禁）。

（4）"若被火者，微发黄色，剧则如惊痫，时瘛疭。"风温再被火攻，风火相煽，此证候乃重伤三阴精血导致脏器受损。邪热弥漫太阴，轻者肌肤发黄如火熏；严重者神明失守发生惊痫，乃热迫少阴厥阴精血使然；风火煎熬厥阴，筋脉失养，则肢体时有抽搐、手足痉挛。

此条论述的是因误汗致生"风温为病"，且又误下，"汗伤津液下伤肾"。津伤先虚其胃，胃气伤则谷气乏源；继而误下又损伤太阳少阴表里两经，太阳膀胱气化失司并波及少阴肾精；更有甚者，误用火攻，重伤三阴脏器精血，乃至神魂失守，焦骨伤筋，精血难以修复。势必"一逆尚引日，再逆促命期"。根据前辈经验，温病实证用麦冬、生地黄配合白虎汤加大黄。吾师胡希恕先生指出："此条清楚告诫人们，温病不能发汗，亦不能泻下，更不能火攻。只有清解，别无他法。此条用白虎汤。陈修园主张，真正的温病实证可以用大量的麦冬、生地配合白虎汤加大黄。临床证明效果非常之好。所言'实'，指谵语、大便难。但因属温病实证，单纯攻下不行，宜攻下中加入强壮、滋阴、解热之品，即麦冬（一两）、生地或元参……此温病条放入太阳篇，不是要让人们当作太阳病去治疗，而是与太阳病相鉴别提出的。后面阳明篇云：'阳明外证云何？答曰：身热，汗自出，不恶寒，反恶热也。'所谓'外证'即指此（温病）。治宜白虎汤，渴者加人参"（《胡希恕伤寒论授课笔记》，笔者整理）。恩师经验足资吾辈汲取。再就是治病要"保胃气，存津液"。若津液亡失，胃气先伤，其病难治。同时要顾护生理物质，尤其是脏器精血的保护，它直接影响着疾病的预后。

四、《伤寒论》"时间治疗学"格局

以六经病欲解时为例：六经病欲解时同样是以运气理论为根基的（后有详细论证）。首先要问这对中医临床有没有意义。实事求是地讲，作为一名中医大夫，一般临证十五到二十年或以上，需要提升境界的时候，特别是对疾病的预测，有运气理论的功夫，临证就会很便利。尤其对运用常规辨证论治疗效不稳定甚至未见到疗效时，不妨拓展一下思路，启动这一"备用"方案，往往会有预料之外的效果。这是一套独立的诊病识证方法。运气理论的五大要素是中运、司天、在泉、主气、客气。欲明此种学问，需要学习运气学说相关的基础知识（包括诸多基本概念及其相互关系），这是需要下一番功夫才能具备的时间辨证实际运用能力。但有一种比较简单的干支演算可作为临床入门阶段，即根据一个人出生的时相，一个发病的时相，两者结合起来。运用与年、月、日、时（日上起时）相对应的干支变化，可大致推出一个人的"干支体质"特点与病机，判断其五运六气的太过与不及，施以"补其不足、损其有余"的治法（病例见正文）。

仲景在《伤寒论》中首先提出了"六经病欲解时"，这是一个伟大的创举！它是从日周期昼夜阴阳消长上预测疾病的变化趋向。仲景六经名篇每篇一条，并由此涉及特定时间概念与日数的条文多达99条（详见笔者撰文《〈伤寒论〉日数原文解析》），从而确立了《伤寒论》时间治疗学格局。然历代学者对《伤寒论》以"六经病提纲证"为首的辨证论治研究颇多，而对以"六经病欲解时"为中心的时间辨证研究甚少，甚至斥其为"玄虚""约略之词"置而不论。由此造成伤寒学术研究的失衡。

从疾病角度看，《灵枢·一日分为四时》云："夫百病者，多以旦慧，昼安，夕加，夜甚。"古人的这种认识是通过大量医疗实践总结得来。有些疾病，发作期和间歇期交替出现，就是周期性疾病，如周期性发热、周期性腹痛、周期性关节痛、周期性呕吐、周期性瘫痪等。某些疾病在一天中的一定时段易于发作，笔者在临证中经常见到。如某女性溃疡性结肠炎患者，每天下午 4 点以后开始腹胀腹痛，酉时尤重，腹泻 3～5 次不等，晚 7 点以后逐渐缓解，天天如此。用她自己的话说："太阳一落山，我就来病。"还有，某些风湿病患者，其症状周期也是长短不一。所以，人体在发病时的节律周期同样有着几小时、几昼夜、几星期，甚至若干年的变化，变化幅度从一个太阳日到几个或更多个太阳日。

作为"龙头"的《伤寒论》太阳上篇，张仲景在第 7、8、9、10 一连四条，再三强调"六日""七日""巳至未""十二日"，其人体周期（节律）指向十分明显。读《伤寒论》条文，像这些地方要留意，仲景金口玉言，一连四条强调发病、欲解、病愈的时间性，是别有用意的。人体节律是客观存在，人的生命过程是按照"生长壮老已"的规律循环，是阶段性和连续性的统一，是多个不同节律形式的周期组合交替的过程。《伤寒论》用近百条篇幅探讨人体在疾病状态下的时间日数（包括昼夜节律与一周再周节律）变化，而以六经病欲解时的格局集中体现出来，这是仲景留给后人一笔宝贵的"时间辨证"遗产，需要专题研究（另有专论）。

具体到《伤寒论》六经病欲解时，其时空背景不仅据太阳周年视运动划分出的"六气"，且据太阳周日视运动而生出"十二辰"的时刻制度，即把一昼夜分成子、丑、寅、卯、辰、巳、午、未、申、酉、戌、亥十二时辰。这种年周期和日周期的十二划分法是天体运动规律的反映，这种规律必然要通过中医所谓"气化"的形式影响人体，分析《伤寒论》中十二时辰、患病日数及特定时间概念的原文就会发现，这里面贯穿着一条线——节律，日周期（昼夜）节律、六日一周、再周（十二日）节律；《平脉法》与《伤寒例》中更记载月周期、年周期、四季（四时）节律，还包含着运气节律（五日为一候）等。这些都是很有实际意义的。

此外，《灵枢·岁露》篇以黄帝请教少师的形式回答何谓"三虚三实"："乘年之衰，逢月之空，失时之和，因为贼风所伤，是谓三虚……逢年之盛，遇月之满，得时之和，虽有贼风邪气，不能危之也。"像这些经文，我们在学习《内经》时要分外留意，准确地说这些与人们的日常生活是息息相关的。如这个"三虚"对于怀孕的消极影响，某些先天智障儿童，父母都是健康的正常人，又找不出类似家族遗传病史，不妨要考虑考虑"天时"的因素，尽量避开"三虚"受孕。明乎此就可以计算好日子而有意识地选择"良辰吉日"受孕。

汉末张仲景"勤求古训"而深悟此道，进而运用周期节律来认识外感热病，从太阳寒水切入，云："太阳病，头痛至七日以上自愈者，以行其经尽故也。""病有发热恶寒者，发于阳也……发于阳者七日愈。"这个"七日自愈"节律，与《易经》复卦"亨，出入无疾，朋来无咎；反复其道，七日来复，利以攸往"有没有联系呢？要知道复卦所说的"七日来复"，如果探究其本义，同样出自上古天文、历法，北斗七星。这就颇耐人寻味了。六经病欲解时是表现在三阳三阴特定时间方位的阴阳消长周期节律形式上，这也恰恰说明人体存在着多种形式的生命节律，既有生理性的，也有病理性的（详见正文）。

五、关于"辨寒热真假"的商榷

第11条："病人身大热，反欲得衣者，热在皮肤，寒在骨髓也；身大寒，反不欲近衣者，寒在皮肤，热在骨髓也。"

注家大都解释此条为论寒热真假。且不说《伤寒论》中未见有"假热""假寒"的表述，就是在临床上，我们何时见过"身大热"的假热？又何时见过"身大寒"的假寒？所谓"身大热""身大寒"之"大"，强调的是寒热在身之表，唯邪在表者可称"大"（详见正文说明）。属阴盛格阳证的"假热"，是阴寒逼迫浮阳外露，故其"肤热"医者以手扪之并不觉其热，而不会是"身大热"；"面红"（即所谓"戴阳"）不过是颧颊浅红，娇嫩如妆；口渴喜饮也是温热饮，且饮而不多；舌质暗淡苔腻而润或水滑，脉虚大沉取无力等。同样，属阳盛格阴证的"假寒"，临床更多见于手足厥冷，即所谓"热深厥亦深"，胸腹部按之灼手，更不会是"身大寒"；舌质暗红苍老、苔焦干燥裂，脉滑数或沉实有力。所以，此条"为辨寒热真假"的解释是不恰当的。清代注家程郊倩说："寒热之在皮肤者，属标属假；寒热之在骨髓者，属本属真。本真不可得而见，而标假易惑。故直从欲不欲处断之，情则无假也。不言表里，言皮肤骨髓者，极其浅深，分言之也。"欲与不欲，情则无假，乃临证至当之言。但认识停留在寒热真假层面，恐非仲景本意。仲景本意是以"皮肤""骨髓"这种具象化的表达烘托其语境情景，实际上仍是围绕太阳之表与少阴之里及其两者关系来讨论的。

　　此条行文微妙含蓄，从病人喜恶（欲与不欲）处着眼，实际上是从太阳少阴"标本中"的视角讨论，值得吾辈深入思考。"皮肤"指表，为太阳；"骨髓"指里，为少阴。太阳、少阴标本中见，具备很强的寒热互化之性，同时本经本气所主及其演变亦是构成《伤寒论》太阳篇的主要内容，这个基本的事实要正视。以"寒热"作题，围绕太阳少阴标本中见寒热互化论述，认识层层深入，寥寥37字，但意蕴丰富。寒热在表之"身大热""身大寒"，即从太阳与少阴寒热互化上，具体讨论表热里寒证与表寒里热证，由此做一个小结。

　　谓之"身大热"，即身体之表热也，乃少阴本热不足，无力中见太阳之化而少阴受病。多为素体阳虚，少阴本热（君火）不能下行蒸化太阳寒水，当降不降，反而从阴出阳，随"少阴主枢"而显现于表。感邪后寒邪直中，进一步逼迫少阴本热达于标阳之位，则里阳更虚，故"热在皮肤，寒在骨髓也"。此"反欲得衣者"，证明其证是表热里寒、阳气内虚。此即第301条"少阴病，始得之，反发热，脉沉者，麻黄细辛附子汤主之"，这里的脉沉（或沉弦）主阳虚里有寒饮，继而用四逆汤救里。恰如第92条所言："病发热头痛，脉反沉，若不差，身体疼痛，当救其里，四逆汤

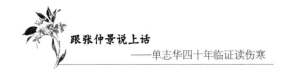

方。"若脉沉无力关脉尤弱者，宜麻黄附子甘草汤；若太阳卫表不固，见"发汗，遂漏不止，其人恶风、小便难、四肢微急、难以屈伸者"，乃太阳少阴表里皆虚、标本俱病，仲景用桂枝加附子汤主之。桂枝汤入营解肌以治太阳标阳，加附子乃针对少阴本热不足而设，阳回则汗止津复。

谓之"身大寒"，即身体之表寒也，乃太阳本寒失于中见少阴之化（少火生气）而太阳受病。多为平素阳热内郁（壮火食气），气机升降出入失调，郁则不通，致太阳少阴表里寒热互化障碍，太阳寒水无以化气布散，标阳不"阳"。感邪后外邪与太阳本寒俱闭于表，而愈加热壅于里，故"寒在皮肤，热在骨髓也"，俗谓之"寒包火"。此"不欲近衣者"，说明热闭于内而生烦躁，表寒里热证甚明。此类病临床并不少见，如某些年轻女子，主诉痛经或月经量少，观其面白无华而柔弱，手冷如触冰，甚至每晚温水泡脚，貌似阴寒证。然察其舌质瘦小赤红，或苔黄厚腻，询问有便秘病史，大便数日一行，喜食"麻辣烫"，或口渴喜饮喜凉，易咽喉肿痛，或口燥咽干，或热在血分，但欲漱水不欲咽等。一派"积热甚深"之象！此时"辨脉"甚为重要：若感邪后脉浮紧数而有力，属表寒郁闭、热盛于里，证见"不汗出而烦躁者"，宜大青龙汤加减（石膏可重用），发表清里并重；若表证已罢或无表证，脉洪滑数，里热壅盛口舌干燥者，大剂白虎汤主之；脉沉而有力，证见阳明腑实者（少阴病从君火之化，亦有三急下证），酌情以承气汤通腑泄热存阴，兼以甘寒养阴或咸寒软坚；若脉弦滑数，见少阳阳明合病者，宜大柴胡汤加生石膏，枢解外邪兼清里热；若素体瘀血潜伏，感邪后太阳经腑（标本）俱病，表邪入里随受病之体化热与瘀血互结，"热结膀胱"，上冲脑系，见"其人如狂"，若表证已解，可径用桃核承气汤清热通经逐瘀。上法均可配合四逆散（载于少阴篇），因"少阴主枢"，可调达气机之升降出入。

六、桂枝汤方药结构的五行象数思考

桂枝汤是作为第一方置于《伤寒论》方剂之首的，列于太阳上篇具有特殊意义。由于此方的作用机理与配伍精要出神入化，因而在《伤寒论》中应用广泛，方证多达 23 条（含禁忌证 3 条）。且《金匮要略》"呕吐哕下利""妇人妊娠""妇人产后"诸篇均有桂枝汤的证治。而桂枝汤类方，两书更是多达 41 首，病证情况各异。以张仲景使用桂枝的方次论，《伤寒论》多达 43 方次，《金匮要略》多达 56 方次。可见，以桂枝为切入点来研究张仲景的相关方剂，探讨其运用桂枝的思路，本身就是一个很有临床意义的课题。所以"太阳中风证"仅是桂枝汤主治证之一，解肌发表、调和营卫同样是其主要功能之一。根据临床体会，桂枝汤的治疗病证总起来说以"虚"为主，或表虚或里虚，或阳虚或阴虚，且以脾胃功能虚衰为核心病机。对于桂枝汤的药味组成与药量思路，笔者遵《素问·上古天真论》"法于阴阳，和于术数"之论，以五行河图之理，取类比象，本原地思考如下：

桂枝汤由桂枝、白芍、生姜、甘草、大枣五味药组成，"五"乃天地交合之生数，河图所说"天五生土，地十成之"，所以此方的结构框架定位在"土"。再看药量：桂枝、芍药、生姜均是三两，"天三生木，地八成之"，此三药定位在"木"，木应东方，主风，具舒畅条达之性，与药性的解肌祛风、调和在表之营卫合拍。甘草二两、大枣十二枚（十以上取个位数），"地二生火，天七成之"，此二药定位在"火"，且甘草、大枣二药观其象均属"外赤内黄"，恰合"火生土"之义，定位在"火"而归于"土"。结合桂芍姜之"木"位，则五味药是木生火→生土→生金（拓展其用）。可见桂枝汤组方的药味数与每味药量的数均构成五行相生之象，最后归结到"土"（框架定位），土为万物所归，气血生化之源，又应风木条达生发之象，则此方生生不息明矣！

唯其定位在"木"而主风，在外则调和营卫，主治虚人外感，或大病初愈的调护，或妇人杂病、妊娠、产后自汗恶风等，均可解肌发表而不伤正；在内则温阳暖肝、缓筋急，主治少腹冷痛、阳痿、寒疝、阴冷、腹中急痛等。唯其定位在"火"，主"少火生气"，温补心阳，主治心阳虚之面色淡白、心悸气短、贫血、自汗等；唯其定位在"土"，更具补益脾胃、生津液以充作汗之源，建中气以壮营卫之本的功能，主治脾胃虚弱之乏力纳差、腹胀便溏、虚人胃肠型感冒，甚至小儿脾胃不和、疳积病等。观《伤寒论》太阴篇载桂枝汤，霍乱篇亦载："吐利止，而身痛不休者，当消息和解其外，宜桂枝汤小和之。"此均围绕中土而论，妙不可言！上文提到虚人外感，对于慢性呼吸系统疾病，如慢性支气管炎、支气管哮喘、支气管扩张，见面色㿠白虚浮、痰质清稀等中气不足，脾肺两虚之象，用桂枝汤加味，培土生金，正所谓"喘家，作桂枝汤加厚朴杏子，佳"。这是讲桂枝汤的五行意义。

论药物配伍，桂枝汤更具法外有法、方中套方之妙，请看：方取桂枝辛甘温为君，属阳主动，解肌发表，通营透卫，配芍药苦平微寒（入口久嚼味酸楚），属阴主静，二者动静结合，升中有降，散中有收，制客热而止汗，和营卫而固表；甘草、生姜、大枣皆入中土而补脾健胃。其中，甘草配桂枝，乃桂枝甘草汤，辛甘化阳，补土生火而益心阳；甘草配芍药，为芍药甘草汤，酸甘化阴，敛阴和营而柔肝缓急；妙在姜枣从脾胃化源，健脾养胃，且大枣配芍药，主阴血，安中养液和营；生姜配桂枝，宣发阳气，和中健胃解肌，属于横向层次，由内达外一线贯通，共奏内调脾胃、中调气血、外调营卫、滋阴和阳之功。

读书需要思考，观桂枝汤方后服法与注意事项，对"若不汗""又不汗""若病重者"等情况，笔者注意到，仲景变化的仅仅是缩短给药时间与增加服药频次，而原方固守的药量不变，可见桂枝汤"数量"的秘密。据统计，《伤寒论》113方涉及药物89味，药物使用次数的排序中，居最前面的五味药依次是甘草、桂枝、大枣、生姜、芍药，竟然就是一个桂枝汤！难道是巧合吗？联系张仲景自序言"余宿尚方术，请事斯语"，此中奥妙，耐人寻味。

七、桂枝加葛根汤的文法结构

第14条："太阳病，项背强几几，反汗出恶风者，桂枝加葛根汤主之。"

此条是第12、13条桂枝汤适应证需要完整理解的一个例证，如兼见项背强几几，照搬桂枝汤原方就不妥，必须随证"加葛根"主之。冠以"太阳病"，则据"头项强痛而恶寒"可知；今项强及"背"，是言太阳经输不利程度之甚，当"必恶寒"。然用一个"反"字做了否定，脱颖而出"反汗出恶风者"，于太阳病见此，即做出桂枝证的判断。此条举出"项背强几几"后，加"汗出恶风"，方知太阳经输不利是营弱卫强所致，汗出津液损伤，太阳筋脉失其濡养则经输不利，故加葛根，于调和营卫的同时，取其"气质清轻"，借葛之升腾，引谷气以养太阳经输也。此条未明言发热，且明写出"汗出"与"恶风"紧连在一起，则是强调其虚（阴弱）的一面，故此"项背强几几"，亦属"阴弱"使然。"反"字在此有二义：

一是桂枝证的病机，此种情况不常见，故曰"反"。

二是桂枝证见"项背强几几"，为"阴弱"（太阳经输不利）的一种特殊证候，属虚，故曰"反"。

比较第31条："太阳病，项背强几几，无汗恶风，葛根汤主之。"桂枝加葛根汤的项背强几几，是"反汗出恶风"，属邪在肌腠而经输不利者；而葛根汤是"无汗恶风"，属邪实于表而经输不利者，故另立葛根汤解表而散经输之邪。这是就字面的意思讲。既然表证"无汗"，起首不曰"伤寒"而曰"太阳病"，后以"葛根汤"煞尾，这样的"对应"耐人寻味，表明病机属太阳病向阳明病过渡（故第32、33条引出"太阳与阳明合病"）

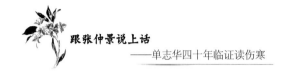
又未离开太阳病阶段。同时，"无汗恶风"相连，含义丰富。既曰"无汗"，却以"恶风"取代"恶寒"，反映出表邪郁闭有化热的苗头（风为阳邪），但尚未形成明显的热象，故以"风"代"寒"。须知阳明篇中无葛根汤，太阳将入阳明阶段或阳明外合太阳当用葛根汤。这一点临床颇切实用。"寒"渐去又有"恶风"，表阳郁闭化热势头显露，自然与本条桂枝加葛根汤有别。

此方是变通桂枝汤之第一方，意蕴尤深，盖太阳寒水之气，其在天为寒，在地为水，人居天地之中。《素问·阴阳应象大论》所谓："地气上为云，天气下为雨；雨出地气，云出天气。"联系《伤寒论》太阳篇，地气不能上为云，故用麻黄汤、大青龙汤之汗法升散也；天气不能降为雨，故用五苓散化气利水以下降也。故太阳寒水之气在人体则是讲水的大循环（阴升阳降）。考葛根一味，《神农本草经》谓之"起阴气"，字字精准。葛根入土最深，得阳明中土之厚味自下而上，气质清轻，起阴气而由阴出阳，自有逢云化雨之妙。此言并非玄虚，葛根汤治疗太阳表邪不解，初入阳明，阳明肌热不得宣泄，证见缘缘面赤额头痛、目痛鼻干卧不宁者，效果奇好。此条于桂枝汤加葛根走太阳经脉，同样借葛"起阴气"之力，深入太阳经输升津祛邪于外也。大凡太阳经输不利，或太阳阳明合病者，必用葛根，不出此二义。笔者治疗某女月经量少，伴阳明经腑俱热，面色潮红，辨证处方重用葛根（病案见正文）。

八、"酒客""喘家""吐脓血"的行文构思

第17条："若酒客病，不可与桂枝汤，得之则呕，以酒客不喜甘故也。"

"酒客"指平素嗜酒之人。酒能蕴湿酿热，若因酒生热，蒸于外而汗出者，属热在内也。因湿热中阻之人所表现的脉证貌似"太阳中风"，故仲景举酒客为例以表达"唯湿热者禁"这样一个意思。且用酒客"病"与

太阳中风"证"相区别，以"酒客"作陪，本意指患了湿热内蕴一类的病（详见正文）。

考《灵枢·经脉》曰："饮酒者，卫气先行皮肤，先充络脉，络脉先盛。故卫气已平，营气乃满，而经脉大盛。"说明"酒客"病位在皮毛络脉。饮酒之人，因酒性具有慓疾之气，先是随卫气行于皮肤，充溢络脉，使络脉首先盛满。皮肤在肌腠之外，络脉在肌腠之内，而"桂枝本为解肌"，病位不同，此借酒客以喻病在皮毛络脉也。故"酒客病，不可与桂枝汤"。桂枝汤乃辛甘温之剂，酒客得之，则皮毛之邪循肌腠入于胃，故呕。甘能令人中满，更何况长期湿热蕴积脾胃之酒客乎？长期大量饮酒，其结果是引起胃炎、胃溃疡或者肝硬化，胃黏膜处于水肿充血状态。病酒者，一般喜清凉而恶甘温，所以临床问诊首要一点是抓主症，同时家族疾病史和个人生活史（烟酒等嗜好）的问诊亦不可缺。

第18条："喘家，作桂枝汤加厚朴杏子，佳。"揣摩仲景此条，"佳"字耐人寻味。其前后条文均属桂枝汤禁忌证，教训多多，不免心灰意冷。今又偶遇喘家之虚者，言喘多属麻黄系列，桂枝系列无喘，考虑其虚，桂枝汤可与。但喘病处于发作期（"喘家作"），虚喘实作，虚中夹实，脉证支持用桂，但需要权变，喘家太阴脾肺素虚，于理太阳主开，太阴亦主开，原方加味以为用。一个"佳"字表明，用了桂枝汤加厚朴杏子后，效果很好。故仲景面露喜色曰"佳"。清代张志聪云："夫喘家肺气之不利，由于脾气之不输，故作桂枝汤，必加厚朴以输脾气，杏子以利肺气乃佳。"此变通桂枝汤之第二法。本条实际上是一则病案记录。平素喘病患者虚多实少，或标热而本寒，标实而本虚。据此，笔者临证遇有慢性呼吸系统病史者，辨证多用此方而获效（病例见正文）。

第19条："凡服桂枝汤吐者，其后必吐脓血也。"凡，副词，表示总结，当"所有"讲。"其后"二字，给出变化的时间，即脓血非一朝一夕酿成，并置于后。"必"者于理则必，里热壅盛再投以甘辛温，甘令人满，辛温助热,故"必吐脓血也"。

结合第16～19条,文气一贯,须连读。首言表虚表实,表实禁用桂枝汤;次言酒客"不可与桂枝汤";再次言其权变,"桂枝汤加厚朴杏子佳";最后言甘味壅塞,"其后必吐脓血也"。由表证虚实到里热壅盛,从胃内湿热之呕到肺热痛脓之吐(均从得桂服桂引发),又由喘家之虚到肺热之实,层层深入,将桂枝汤禁忌揭示无余。举一反三,则里热证禁甘温之治用意甚明。

从文法分析,仲景写作第17条时想必煞费苦心,喜酒而不喜甘,从欲与不欲处着笔,写法上类似第11条反欲得衣与不欲近衣。仲景本《灵枢经》之论"饮酒者,卫气先行皮肤,先充络脉,络脉先盛",故编排上第17条言"酒客病",第18条从皮毛而论喘家之虚,第19条从络脉损伤而言吐脓血之实。此种行文构思,学者不可不知。

九、从《灵枢·岁露》篇看"先刺风池、风府"

第24条:"太阳病,初服桂枝汤,反烦不解者,先刺风池,风府,却与桂枝汤则愈。"此条要把握"初服""反""先""却与"几个关键词。"初服",即服了第一次药(一升)。因桂枝汤煎服法是"以水七升,微火煮取三升,去滓,适寒温,服一升"。此条"初服桂枝汤",后有"却与桂枝汤则愈",表明证属太阳中风证无疑。冠以"太阳病",当有"脉浮,头项强痛而恶寒",则太阳受病在桂枝证之先可知。因而"初服桂枝汤",不仅没有出现"遍身漐漐微似有汗"而病解,却是"反烦不解"。不该见烦而烦,故曰"反";此"烦不解"一并写出,则"烦"非里热已明,乃阳经经气郁闭在表使然。可见,此表证乃阳经经气郁闭在先,病太阳而涉及肌腠在后。故治疗"先刺",即先施以针刺,疏通经气以泻经邪,取少阳胆经风池与督脉之风府,二穴为阳经必经驿路,且少阳主枢,可祛经邪转枢外达于太阳。"却",时间副词,当"后"讲;"却与"即然后给予,然后

以桂枝汤再发挥药力之用,则表解烦除。这是就字面的一般理解而言。此条的深层意蕴笔者认为尚有如下三点:

(1)从行文语气揣摩,治疗前当有汗,属"常自汗出"体质(风中肌腠,营卫不和),患太阳病后出现头项强痛(局部经气郁滞)。初服桂枝汤后,太阳表邪郁闭而生烦,自然是表不解。此种情况若用麻黄汤发表,必然有悖于"常自汗出"的病史;而单纯用桂枝汤解肌,显然不尽合太阳病经输不利。仲景对此明确了此种病情的治疗先后:先针刺疏通经中之邪,后与桂枝汤调和营卫则愈。

(2)从仲景用穴看,"先刺风池、风府",为何先刺风池?此是借鉴第8条"使经不传"的治疗。第8条太阳病头痛,"若欲作再经者,针足阳明,使经不传则愈",是预先阻断太阳表邪内传阳明之路;此条"先刺风池",是先截断其内传少阳之路。盖风池乃足少阳胆经穴,功能疏风清热、疏通少阳经气。少阳主枢,先断其内传,有助于转出太阳而病解;风府穴,考《灵枢·岁露》篇:"岐伯曰:风府无常,卫气之所应,必开其腠理,气之所舍节,则其府也。"说明卫气运行到风府后,使腠理开发,因而邪气亦得以乘虚侵入而发病。邪气所侵入之处,就是发病的所在。考风府穴位于脑后之督脉,与风池穴相平而居中。联系此条桂枝汤,风邪伤人多伤腠理,内应三焦,外合卫气,故风病经输不利者此穴必取之。必须承认,仲景"先刺风池、风府"的意蕴,一是来自于"使经不传"的思路,开风府故先阖风池;二是来自于《灵枢经》的此段经文。可见仲景是深通"经络府俞"的!

(3)从治疗上看,初服桂枝汤,针刺后再服桂枝汤,既是定法又是圆机活法。表明仲景对新感(此条为太阳经气郁闭)与宿疾(常自汗出)相合者,治疗上标本兼顾,急则先治新感,再治宿疾的治疗原则。具体步骤是,先治头项强痛,疏散经中风邪,以杀其势。继而再投以桂枝汤,则风邪必解,可收全功。像这样的条文,如果我们不深究其义,极容易顺口滑

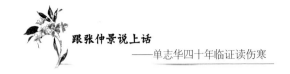
过，停留在一般的"经气郁闭"的泛泛理解层面。笔者临证中对"先刺风池、风府"句体会颇深（病例见正文）。

十、从文法上揣摩，"去桂"之疑便豁然诠释

第28条："服桂枝汤，或下之，仍头项强痛，翕翕发热，无汗，心下满微痛，小便不利者，桂枝去桂加茯苓白术汤主之。"此条如果换一种方式思考，比如从文法上揣摩仲景本意，结果会不言自明。此条句首"服桂枝汤"，句尾"桂枝去桂加茯苓白术汤主之"，两相对比意义强烈，则"服桂枝汤"属误治。"仍"字表明诸症在治疗前就存在，其"头项强痛，翕翕发热，无汗"，无疑是太阳表证；而"心下满微痛，小便不利者"，无疑是里证。如此表里俱见证，仲景方后注提示"小便利则愈"，主张治内而不治外。貌似典型的太阳表证，仅据"小便不利"即决然抛弃解表发汗法，最后一锤定音："小便利则愈。"太耐人寻味了！不少注家为了附会"桂枝去桂加茯苓白术汤"之治，以方测证，从太阳膀胱腑气不通则表气不和的角度来解释"头项强痛、翕翕发热、无汗"的病机，进而抓住"去桂"断然否认这是表证，未免削足适履。其实表证就是表证，毋庸讳言。研究《伤寒论》这部经典，不讲究思维方法，不结合临床实际，见一方便绞尽脑汁地自圆其说，或者习惯满足于"能解释得通就行"，或者习惯于引用所谓名家之论作为外证，而不是严谨的治学，结果往往弄巧成拙。我辈研究经典当力戒此弊！此条文不过是讲：平素里有停水者（原发病）患太阳表证，致使在里气机闭塞而影响表不解。联系临床实际，如某些慢性前列腺炎及前列腺增生患者，平素小便不利乃至小腹坠胀，排尿不畅，尿有余沥，患太阳表证后见无汗而小便不利，这个表证是真实存在的，而单纯解表肯定不行。再看此条文法，"桂枝去桂"意蕴颇深：标"桂枝"之名又"去桂"，正是仲景要医者学会治病如何抓主证，列举非常典型的此条，排除"桂枝证"的雾瘴而使用的否定句。

此条以"服桂枝汤"的桂枝证作陪，最后主角亮相登场，烘托出"桂枝去桂加茯苓白术汤主之"，并在方后加上五个字——"小便利则愈"，画龙点睛，借宾定主，笔法奇特，于满眼雾瘴的桂枝证外豁然生出另一番开阔景色，则前面的所有文字都是铺垫（多层意蕴见正文）。

十一、误汗致变救逆与"甘温除热"

以第 29 条为例："伤寒，脉浮，自汗出，小便数，心烦，微恶寒，脚挛急，反与桂枝欲攻其表，此误也。得之便厥，咽中干，烦躁吐逆者，作甘草干姜汤与之，以复其阳。若厥愈足温者，更作芍药甘草汤与之，其脚即伸。若胃气不和，谵语者，少与调胃承气汤。若重发汗，复加烧针者，四逆汤主之。"

此条"伤寒脉浮"是与第 1 条"太阳之为病，脉浮"相呼应。病在表可知；冠以"伤寒"二字，当"脉阴阳俱紧"，此仅曰"脉浮"；伤寒本无汗，此不仅有汗，且"自汗出"；是脉证均发生了变化。此条在写法上属前后呼应，作为太阳上篇末条，仍强调病在表，而且是"伤寒"这样典型的太阳表证。但常中有变，起笔为"常"，落笔处在于"变"。知常达变，即所谓"定法中有活法"便是。第 28 条是"无汗……小便不利"，此条是"自汗出，小便数"，对比何等鲜明！彼是里水内停，气不化津；此是津液下渗与外亡。仲景于"脉浮"之后，先列出"自汗出、小便数"六字，表明津液亡失之甚，乃阳虚气不摄津所致。"心烦"与"微恶寒"并列，当与表证有关，即津伤已甚兼有表邪。烦是因虚生烦，有虚热的一面；同时表邪欲陷先侵胸位，"邪气传里必先胸"，故烦。"微恶寒"即稍有恶寒，恶寒见微，说明邪渐离表，联系上下文语境，亦说明是表阳虚。故此二症反映出是表里虚实错杂之证。"脚挛急"是上述诸症的进一步发展，津伤筋脉失濡，乃阴阳气血俱伤之形。如此"自汗出、小便数、心烦、微恶寒、脚挛急"一派错杂见证，却由"伤寒，脉浮"引出，说明此是虚人感

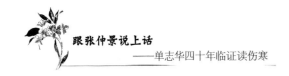

寒无疑，即素体虚弱（阳虚为主）又外感表证。由此可见，此条不是什么太阳中风桂枝证，"反与桂枝，欲攻其表"，当然"此误也"。在这种虚人感寒，症状错杂情况下，有表证也不能徒治其表。"桂枝本为解肌"，此证候表里俱见而以里阳虚为显，纯用治疗太阳中风的桂枝汤是全然不行的，且中风证有"发热"，此不但无热，且"微恶寒"，恰恰是"无热恶寒者，发于阴也"。

笔者强调一点，对此条阴阳两虚之证，仲景治疗的顺序是先阳后阴，即用甘草干姜汤先"复其阳"，阳气通达（即"厥愈足温"）后，再用芍药甘草汤养其筋脉。完全是遵循《内经》"阳生阴长"，"阳气者，精则养神，柔则养筋"之旨来施治的。此病阴阳两虚以阳虚为主，误治后阴阳气不相顺接，津液损伤，气机升降悖逆。从仲景对本病的治疗先用甘草干姜汤来看，"培中土以灌四旁"的用意明显，其次用芍药甘草汤，直观的感觉是从桂枝汤抽出此二味且加大用量（芍药、甘草各四两），很自然地联想到太阴篇，要知道《伤寒论》太阴病篇不过八条，涉及方证治疗的四条，其中包括芍药、甘草二味在内的方剂就占有三条（桂枝汤、桂枝加芍药汤、桂枝加大黄汤），可见此二药与太阴关系密切，甚至可以说包括芍药、甘草在内的桂枝汤，乃太阳、太阴通用之方。太阳主开，麻桂主司其职；太阴亦主开，这个"开"不是发汗解表，而是精微物质的输布运化。从这个意义上看，芍草酸甘化阴，通过太阴的输送，滋阴养血则筋脉自濡也。结合此前甘草干姜汤之治，两方前后衔接，恰合《素问·阴阳应象大论》所言"阳化气，阴成形"之妙。

此条仲景以太阳少阴为题展开论述，涉及治疗方药却从中焦太阴切入，很值得玩味（病例见正文）。

关于芍药甘草汤，大量临床表明对于神经和运动系统疾病、消化系统如脘腹部痉挛性疼痛、以拘急疼痛为主的泌尿及生殖系统病患等，均有很广泛的应用价值（病例见正文）。

此外，有关"甘温除热"之论，胡希恕老师认为："有谓'甘温除大热'，不是说遇到大热证便用甘温药，而是指需要甘温来解其热的病，如桂枝汤，用此汤没有不发热的，但要有条件：必须津液虚，脉必须弱而发热者，用之即效，否则就坏事。甘草干姜汤可治津液虚衰之厥逆，但不等于见厥逆就用甘草干姜汤。"（《胡希恕伤寒论授课笔记》，笔者整理）

笔者认为，用"甘温除热"法治疗，当兼顾肾气（病例见正文）。"甘温除热"之治由金代李东垣提出，学界都知道李东垣力倡脾胃学说，注重扶土。但这一学术思想是来源于其对当时运气环境所导致的疾病特点的把握。正如顾植山先生所说："李东垣遇到大疫的年代是 1232 年（壬辰年），这本身就是个寒湿年，辰年，寒水司天，湿土在泉。"（《疫病钩沉》，顾植山著）据此他提出了"甘温除热"治法，认为元气充足环行于体内，阴火敛降，两相为安。若元气不足，阴火则亢而为害，所谓"火与元气不两立，一胜则一负"。而"元气之充足，皆由脾胃之气无所伤，而后能滋养元气"。故认为脾胃内伤是阴火产生的关键。同时，脾胃气机升降失调，气机郁滞而生内热。对此他提出"以辛甘温之剂，补其中而升其阳，甘寒以泻其火"，确立温补脾胃、升阳散火的甘温除热法，遂创制补中益气汤等系列代表方。此说是则是矣，但李东垣所谓"阴火"皆因饮食劳倦、情志失调等损伤元气所生，似不全面，因而临床劳倦内伤发热用补中益气之治亦非皆效。个人临证体会，用参、芪之温配枸杞之甘，从肾入手，对长期低热或高热伴见大汗淋漓者，取效迅速。盖足少阴肾经"循喉咙，挟舌本"，枸杞之甘能生津，属少阴肾，这里的"甘温除热"，即少阴肾水制火也。舌下之金津、玉液（舌下系带两侧，左金津，右玉液）者，有甘味为证，同气相求也。

十二、关于康平本《伤寒论》的商榷

需要交代的是，本书在详细讨论了《伤寒论》太阳上篇以后，针对所谓的"康平本《伤寒论》",笔者本着学术探讨的态度提出看法附于书后。经与宋以前《伤寒论》版本文献资料对比分析,笔者认为该本的疑点甚多,如"家传之论说"抄本,所据何底本?原底本的落款年号与出处是什么?没有下文。这一点非常重要,直接关系到此本的真伪。又如该本传到日本之前在唐朝是如何流传的?同样无迹可寻。

此外,较之《脉经》《金匮玉函经》与宋本《伤寒论》之古本,则"康平本"缺失的内容人为删节的痕迹明显。尽管这个"康平本"技术操作上颇见功夫,仍不免露出了"马脚",如"里未和"三字的证据,证明它只能是明代赵开美本之后出现的版本(详见后文)。

又如康平本《伤寒论》中凡太阳病、太阴病之"太"字皆写作"大"。这是《伤寒论》其他版本均未见到的。考"太"字,古作"大",后语音分化,在"大"字下添加符号成指事字而为"太"。于是有的学者据此认为康平本《伤寒论》"大存古意",是"古传本",具有"原始古貌"。请问这样的学术定位是不是过于草率?那么这个"古传本"能"古"到什么年代呢?学者没有细论。从张仲景的《伤寒杂病论》到王叔和的《脉经》,均未见把"太阳""太阴"写作"大阳""大阴"的。问题是"康平本"的年代能早于《伤寒杂病论》与《脉经》么?显然,这个炫目的"大"字同样露出破绽,则康平本的"大存古意"未免走得太远,连张仲景、王叔和犹恐不及也!所以书中"大阳""大阴"同样经不起推敲,不过是"仿古"而已。其实,后世医家亦有将"太"写作"大"者,如宋代陈无择《三因极一病证方论·卷五》"五运时气民病证治"中就有:"凡遇六甲年,敦阜之纪,岁土太过,雨湿流行,肾水受邪,民病腹痛……溏泄、肠鸣,甚则大溪绝者,死。"这里的"大溪",指足少阴太溪脉。本不足为奇。

还有日本前代医家亦多指出"康平本"技术细节上的一些疑点等。

研究《伤寒论》版本所依据的标准,正如梁启超在《清代学术概论》中讲到"朴学"(考据学)正统派之学风时所言:"选择证据,以古为尚。

以汉唐证据难宋明，不以宋明证据难汉唐；据汉魏可以难唐，据先秦西汉可以难东汉。以经证经，可以难一切传记。"这是版本文献学考证的一条铁律。联系到宋本《伤寒论》以前《伤寒论》文献资料的研究，在没有新的考古证据发现之前，现存最古的文献资料就是《脉经》和《金匮玉函经》了，应当认为是最接近仲景著作的文字。其中尤以《脉经》传本为最古，其版本学价值不可替代。《脉经》是研读《伤寒杂病论》最可靠最接近原书古貌的第一手资料（另有专论）。《金匮玉函经》及宋本《伤寒论》均保存了古本的主体内容，这是没有疑义的。其他众多版本（包括康平本）仅可作为参考。若以所谓的康平本之"是"来证宋本《伤寒论》之"非"，岂不是本末倒置？除非有新的考古发现，证据确凿，否则这个基本的学术定位是不能变也是变不了的。

古书读校的经验告诉我们，某些古籍内容看似与我们今人的某些思维定式和习惯相左，甚至觉得矛盾，但年代确切，考证确是最古者，则可信度高，如《脉经》《金匮玉函经》；反之，看上去易符合接近今人的某些思维习惯，心理上乐于接受，但年代的原始资料模糊，相关脉络不清晰，表现形式又很"新"，则往往靠不住，不可能作为立论的证据，多系赝品。考"康平本"的真实出处模糊，该本在唐朝的"流传"情况完全无迹可寻，在日本的"流传"情况同样模糊。如此"来历不明的书，十分之九是伪书"（梁启超语）。

笔者在文中通过多条线索的考证并分析后认为，所谓"康平本"，很有可能是日本江户时代（1603—1867 年）后期古方派医家精心打造出的一个假"古本"，那里面有"支持"古方派观点随处可见的"依据"——抛弃《内经》理论，抛弃脏腑经络，抛弃五行和五运六气，这些都可以从中找到相应的经过巧妙炮制后的"原文""准原文""追文"，乃至"嵌注""旁注"一类。所以说此版本是试图重订《伤寒论》"正文"而任意取舍的一个本子，且"为了增加权威性，串联上丹波雅忠与和气嗣成的名字"（大塚敬节语）以欺世（详见书后附一）。

　　以上聊示端倪，提要介绍了本书内容梗概。

　　笔者认为，学习《伤寒论》必须讲究"读法"，因每条原文内涵涉及层面多少不一，其文字背后的意蕴，不仅需要我辈求知、求实，更需要开悟。逻辑的理性思维固然重要，但回归原创，体会场景，认真审视其赖以生发的"气化"原理、"象数"思维，同样不可忽视。愿同道朋友们由此进入本书继而徜徉其中，与笔者一起分享品读伤寒与临证思维的快乐。

《伤寒论》之
"龙头"篇章读法释要

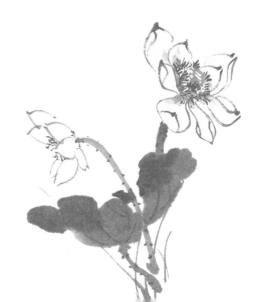

第一章　太阳病脉证提纲

【原文】

太阳之为病，脉浮，头项强痛而恶寒。（1）

【读法释要】

一、"辨病脉证"思维模式

学仲景文切忌顺口滑过，否则便不能领会其神韵。《伤寒论》这部书，其弦外之音丰富到没有第二部医学典籍可比。六经名篇言"辨某某病脉证并治"，其病→脉→证的顺序有用意，即首先要辨的是什么"病"（六经病提纲），以"脉"判断病位（表里）、病性（阴阳），继而凭借脉来辨"证"（病之下的证）。病是给出范围，脉是最能反映疾病的动态变化，故仲景尤其注重脉诊，包括对病程转变演化的不同病理阶段（证）的辨识，即通过脉落实到证。

二、"之为"释义

通过六经名篇每经开篇都有个病的"提纲"，表明仲景首先以辨病驾驭辨证，方法是因具体脉、症识病，用胡希恕先生的话讲就是"先辨六经"，即先辨六经为"病"，这个起点不能错，对临床很有指导意义。起首曰"太阳之为病"而不直接曰"太阳病"，是《伤寒论》起首以六经名篇的一种特殊表达方式，"太阳之为病"即"太阳为病"，亦即太阳本身自生自成的病。"之"，语气助词，放在这里起取消句子独立性的作用，目的在于强调动词"为"后面的宾语"病"；"为"，动词，有"初起形成"之义；此五字语气一贯到底。同时，曰"太阳之为病"而不曰"寒之为病"，强调的是受病之体和受病之经。从文法语境看，提纲用"之为"引出病的内容，用意十分明显，意在病的下文，卷首开宗明义赫然立出"太阳之为病"五字，如大将建旗鼓，特定气势已跃然纸上，张力非常饱满！

三、"一脉两症"的思考

从医者诊脉到病者自觉症状，语气由上摄下，直贯穿到"恶寒"。此提纲完全是在讲太阳病特征，突出脉诊和恶寒。试析此一脉两症：

"脉浮"，先声夺人，病太阳则脉浮；"头项强"三字当细玩，"头"为诸阳（手足三阳）汇聚之所，"项"指后颈部，为太阳之专位，太阳经受病无疑；"强"者，僵直不柔和貌，"强痛"是病者自觉症状，言外有"强加"之意。如此纯阳之高位竟强加其痛，原因何在？答曰"恶寒"——从受病之体的角度给出答案，唯有寒邪所伤凌犯太阳之高位方能如此。作为太阳病提纲证，说明太阳表证与太阳经的循行有直接关系。事实如此。"而"，连接词，放在自觉症状"头项强痛"与"恶寒"之间，在于加重恶寒的语气，言外有揭示病因之意。

仲景用一脉两症作为太阳病提纲已明示，而这一脉两症，无一虚字，"浮"乃病势向外向上，"头项"乃人身阳气之制高点，"强"乃受病之体自觉僵直不柔，"痛"乃致病之邪闭阻经气而涩滞不通（寒主收引之故），"恶寒"属自觉症，点出病性。用"而"连接，属递进连词，强调"恶寒"

必定出现，同时亦暗合"痛"的所以然。同时，此一脉两症，脉在先，一锤定音，概括太阳为病在表不容置疑，后二症用"而"连接一气呵成，气脉相应，则太阳本经（头项）本气（恶寒）为病昭然。此二症写法上收放结合，先收后放，一张一弛，由头项贯穿至全身，收是突出太阳病位特异性征象，放是强调太阳为病之一般特点，语义十分完整。

可见提纲证这十四个字，从病势、病位、病情、病性几个方面高度概括出太阳本身自生自成之病。亦可认为是太阳本经本气为病，因"太阳之上，寒气治之"，足太阳膀胱为寒水之府，水中化气上行外达以卫外，是为太阳经气，邪闭太阳经表，阳气不得敷畅，则表必恶寒。起首五字曰"太阳之为病"，关键词是"太阳"，煞尾曰"恶寒"，标阳而本阴，则太阳本经本气为病甚明。

此外，"脉浮"与"恶寒"首尾呼应，二者相互加以限定，临床见恶寒病人，必须诊得脉浮，方可确定是表证的恶寒；故在脉浮这一限定词中讲"恶寒"，才可以说："有一分恶寒，就有一分表证。"而脉浮用"恶寒"加以印证，则"太阳之为病"的形成才有所依托。所以此提纲脉证，是一切外感病初起的"共性"，具有指导一般的临床价值，是太阳病的本质特征在思维中的具体反映。

四、为何太阳提纲证不言"发热"？

"发热恶寒者，发于阳也。"太阳病提纲不言"发热"是有深意的：一是《素问·热论》篇有"人之伤于寒也，则为病热"，是"恶寒"在这里自寓发热之义；二是强调太阳本气（寒）为病；三是恶寒与发热有一种时间上的继起性，恶寒是强调致病之邪，发热则是机体抗邪的自我保护性反应，故提纲强调的是初病太阳，一定是恶寒在先，而发热的出现可因体质强弱与感邪轻重或早或迟；四是三阳病皆有发热，而太阳病的发热是必见恶寒，故强调"恶寒"这一特征性的自觉症具有典型意义。

五、逻辑起点的意义

清代伤寒大家柯琴称此提纲证为"本经至当之脉证而表彰之",这个"至当之脉证"是仲景从大量错综复杂的外感症候群中分析、筛选、提炼、反复验证,进而高度抽象的结果,对一切外感病(包括感而即病的伤寒,伏气所发的温病、暑热,新感激发伏邪的温疟、风温、寒疫、温毒、温疫等)初起所见之脉证共性具有指导意义。其抽象化过程具有以下环节:分离—提纯—简略。在科学研究过程中,对复杂问题做纯态的考察,这本身就是一种简化,自然,对考察结果的表述也有一个简略的问题。令人惊叹的是,早在1800年前的张仲景,其识病辨证的抽象化水平已经达到了这一点。引申而论,此条既有定律意义,又具有逻辑起点的结构意义。思维规律告诉人们,科学研究,特别是具有开创性价值的学科研究,恰当地选择逻辑起点对于逻辑链条的层层延展与理论体系的形成,乃至叙述方法上的严密,都是至关重要的。所以,此条提纲作为逻辑起点,具有概括太阳病之一般特征和指导太阳病脉证并治的基本意义。

六、"六经六气"概说

业界人士都知道,中医学的文化渊源极深,古代天文学是它的重要源头,历法则是它的落脚点。这里开篇讲太阳病提纲脉证,必然涉及太阳乃至三阴三阳的基本概念。张仲景以三阴三阳六经六气作为《伤寒论》理论体系的结构框架是突出"天人合一"的本意。三阴三阳六气,就是将地球绕太阳公转一年形成的二十四节气,按照气候特征(阴阳盛衰消长)划分为六大时空区块,即所谓"天之六气",是中医特有的一种认识自然的方式。这是一个大题目,另有专论(见拙文《谈〈伤寒论〉六经六气基本框架》)。这里仅择其要略述一二,以方便了解"太阳"的概念。

"天之六气"分别是厥阴风木之气(从大寒到惊蛰)、少阴君火之气

（从春分到立夏）、少阳相火之气（从小满到小暑）、太阴湿土之气（从大暑到白露）、阳明燥金之气（从秋分到立冬）、太阳寒水之气（从小雪到小寒）。此时序乃自然气候之常。请注意：六气不是单纯的风木、君火、相火、湿土、燥金、寒水，六气前冠以厥阴、少阴、少阳、太阴、阳明、太阳，即六气之前冠以三阴三阳。同时，脏腑各有一条经脉，膀胱有膀胱经，小肠有小肠经，心有心经，肾有肾经等，为什么古人将三阴三阳冠于脏腑经脉之上？实际上是通过三阴三阳把自然界（阴阳）和人体（脏腑经络）统一起来。这是天人相应观点（即自然界的大天地和人体的小天地均统一于三阴三阳）。根据《内经》"人以天地之气生，四时之法成"的理念，既然把一年二十四节气划分为三阴三阳六气，人体也相应地划分为三阴三阳，于是六气的特性（风木、君火、相火、湿土、燥金、寒水）与人体脏腑经脉的特性息息相关。正如顾植山教授所说："人气应天，'天有六气，人以三阴三阳而上奉之'。三阴三阳既是对自然界阴阳离合的六个时空段的划分，也是对人体气化六种状态的表述。三阴三阳在天为风木、君火、相火、湿土、燥金、寒水六气，在人则各一脏腑经络。"（《从五运六气看六经辨证》，顾植山撰）必须承认，运气学说是晓"天之纪"明"地之理"，集天文、历法、物候、气象，乃至人体灾变、处方原则、治病法度等之大成的理论，是古人高超智慧的完美体现。讲《伤寒论》"六经辨证"（即三阴三阳辨证）的理论体系，如果缺少五运六气的学术视野，恐怕虽智大迷。

自古以来讲太阳，完整的称谓是"足太阳膀胱经""手太阳小肠经"，是按照三阴三阳—脏腑—经脉的思维模式，即用天之三阴三阳六气，依据其特性，配合人之五脏六腑并手足十二经脉。换言之，人体三阴三阳经脉具备天之六气的特征。实际上六经发病是其本身每个脏腑的经气特征的病理反应，它强调的主要还不是病因（外来之邪气）概念，而是用三阴三阳演化而生的标本中气理论，来解释三阴三阳病证的寒化、热化、从风、从火（君火相火）、从燥、从湿之不同的临床表现。天之六气，正常的运行是从一而三，从阴而阳，即客气的三阴三阳，其顺序是：厥阴风木（一阴）→少阴君火（二阴）→太阴湿土（三阴）→少阳相火（一阳）→阳明燥金（二阳）→太阳寒水（三阳），亦即"阴经的一二三加上阳经的一二三"这样一个常规循环运动。因此正常的"六气"在人则为生理之常。张仲景《伤寒论》的三阴三阳是论"病脉证并治"的，亦即探讨病理之变的，故从排序上恰与自然生理之常相反——是从三而一，从阳而阴，首开太阳病篇详论太阳寒水之变，即太阳→阳明→少阳→太阴→少阴→厥阴，终以厥阴病篇厥阴风木之变煞尾，即"阳经的三二一加上阴经的三二一"。这就是张仲景确立三阳三阴病脉证并治（六经辨证框架）所遵循的理论依据，深刻地揭示了百病之法。可见六气的正常运行是从阴而阳、从一而三；反之，邪气为病是从阳而阴、从三而一的。为什么呢？因阳主外，三阳为在最外，故外邪侵袭首犯太阳，此与六气的正常运行恰好相反的顺序。这是需要了解的一个知识点，由此进入"太阳"概念。

七、"太阳"的概念与内涵

何谓"太阳"？基本内涵是什么？正确的思维，是要明确"太阳"概念内在的规定性（强调内证而非外证）。这是学好太阳病篇乃至《伤寒论》的前提。笔者归纳出太阳概念的四层涵义：①太阳脏腑经络气化内涵；②太阳主表而统营卫；③太阳与卫气的循行；④太阳少阴从本从标。其实这四层涵义是相互补充渗透的。

（一）太阳脏腑经络气化内涵

太阳包括手太阳小肠与足太阳膀胱，讲太阳离不开太阳主表，太阳者，巨阳也。足太阳膀胱经是十二经脉中跨度最长、分布最广的一条经脉，起于目内眦睛明穴，上至颠顶，行身之背，且项、背、腰、尻、腘均呈双线并列而行，下抵足小趾外侧至阴穴，且经穴最多（67穴），约占

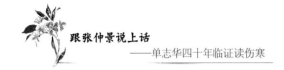

十二经穴总数（309穴）的21.68%，以其庞大的太阳之气充实于体表，形成人体之"藩篱"，具有抵抗外邪，发挥正常的防御功能之用。这仅是其一。同时，足太阳膀胱经还与手太阳小肠经、足少阴肾经、足阳明胃经、足少阳胆经、手少阴心经等有广泛的经络联系，而发挥多方面的功能；其背俞穴更是全身脏腑经气输注的所在，与募穴共同调节五脏六腑；"其直者，从巅入络脑"，说明还主管人的精神意识思维活动，所以仲景用桃核承气汤主治"其人如狂"的太阳膀胱蓄血证，是有足太阳经循行的物质基础的。纵观《伤寒论》六经名篇381条中，仅太阳篇就占178条，且分上、中、下三篇详细论述，足见对其他各经的统领与主导作用。

那么，何谓太阳之气？《素问·六微旨大论》说："太阳之上，寒气治之，中见少阴。"太阳本寒标阳，中见少阴，是以寒为太阳本气，太阳为其标气。由于手足太阳经与手足少阴经相互络属、表里相通，即手太阳小肠经循行络手少阴心经而后走头；足太阳膀胱经循行络足少阴肾经而后走足。通过经脉的络属而得中见少阴之化，方成太阳标阳之气。联系脏腑功能，膀胱为水腑，小肠为火腑，水腑即寒水之腑，火腑即日光之腑。若无日光，则水纯为寒而不能化气。然单纯小肠丙火是不够的，必赖"中见少阴"之热力方可完成太阳寒水的功能转化。言"寒气"者，寒是太阳属性，气是气化作用；太阳寒水"中见少阴"热力之化，热力之由，一为肾阳之蒸，一为心火之煦。所以，太阳中见少阴，通过少阴本热之气促进太阳寒水的功能转化，于是膀胱之水腑经中见之气化（命火）形成卫气，小肠之火腑经中见之气化（君火）化生营血。如此蒸腾上达而卫外，形成太阳主表主开上行外达的作用趋向。可见，太阳的生理即寒水化气的生理，以脏腑经络为体，以气化为用，体用兼备，本末一贯。故太阳为病，不病经即病腑，不病热即病水。了解太阳少阴标本中见之理对于学好《伤寒论》有重要的指导意义，对临床水平境界的提升亦有着重要影响。总之，太阳本气为寒，本寒而标阳，中见少阴之热。其转化过程涉及三个基本概念——本气、中气、标气。"本气"是太阳本寒的基本属性,"中气"即中见少阴之热气,是太阳本寒之气发生转化的载体和必要条件;"标气"是太阳标阳表现于外的功能活动。可见本气并非一成不变,它需要借助中见之气来转化,转化的结果就是太阳标阳的功能活动。

总之,太阳本寒而标阳,中见少阴之热。足少阴肾与足太阳膀胱相表里,少阴肾阳温化太阳膀胱之水,上行外达于体表、布于周身以固表,其中体现出的阴阳表里关系,是通过"中见之气"的气化作用形成。清末医家唐容川列举第28条桂枝去桂加茯苓白术汤与第71条五苓散做对比,说明太阳寒水与少阴的气化关系,其云:"五苓散重桂枝以发汗,发汗即所以利水也;此方(桂枝去桂加茯苓白术汤)重苓术以利水,利水即所以发汗也。实知水能化气,气能行水之故。"由此看来,我们临床辨证要建立这样的思维:太阳与少阴当表里相和,表不和则里不和;反之,里不和同样可导致表不和。从这个标本中见角度来对比第28条与71条,气水互化之理则思过半矣。如同《医宗金鉴·伤寒心法要诀》所说:"六经为病尽伤寒,气同病异岂期然,推其形脏原非一,因从类化故多端;明诸水火相胜义,化寒变热理何难?漫言变化千般状,不外阴阳表里间。"

(二)太阳主表而统营卫

太阳主表有经脉循行的客观物质存在已如上述。经气化活动后形成并发挥营卫之用。《素问·痹论》篇云:"荣者,水谷之精气也,和调于五脏,洒陈于六腑,乃能入于脉也;故循脉上下,贯五脏,络六腑也。卫者,水谷之悍气也,其气慓疾滑利,不能入于脉也;故循皮肤之中,分肉之间,熏于肓膜,散于胸腹。"《灵枢·邪客》亦云:"营气者,泌其津液,注之于脉,化以为血,以荣四末,内注五脏六腑,以应刻数焉。卫气者,出其悍气之慓疾,而先行于四末分肉皮肤之间,而不休者也。"这两条,一是讲营卫之气的化生与基本功能,一是讲营卫之气的运行。讲营卫二气离不开太阳主表的经脉循行和太阳主开的气化作用。营卫相随,营行脉中以化血，是为本；卫行脉外以化气，是为标。营出中焦（营气循行始于中焦，注手太阴），卫出下焦（卫气循行复注于肾，出足太阳）。然营卫二气外出于体表发挥正常的功能活动，必赖太阳之气自下而上与自上而外的气化功能。《素问·阴阳离合论》云："是故三阳之离合也，太阳为开，阳明为阖，少阳为枢……三阴之离合也，太阴为开，厥阴为阖，少阴为枢。"太阳主开，太阴亦主开，正常的生理是通过经脉的运行向体表源源不断地布散津气，即营阴之津与卫阳之气，太阳所主之营卫，分别经过中焦脾气散精和下焦肾气的蒸化上升到胸中，继而借助于肺气的宣发和心血的循环而达表。换言之，卫气通过下焦肾阳（命火）的气化作用，随太阳主开以行使"温分肉，充皮肤，肥腠理，司开合"的职能；营气通过太阴主开，即通过脾的输布精微物质和肺的宣发作用，同样源源不断地向外输送营养物质，以发挥"熏肤、充身、泽毛，若雾露之溉"的功能。

太阳为表阳，足太阳膀胱，其经脉与督脉并行于背，督脉统摄诸阳又维系元阳，为一身阳脉之海，故太阳主表亦须借督脉之阳。盖饮食水谷经胃纳脾运，再通过小肠的"受盛化物"，将脾胃初步消化的水谷"泌别清浊"，精微物质奉心化赤而为血，以备营行脉中之用；糟粕传导至阳明大肠而排出体外。所谓"中焦受气取汁，变化而赤是为血""营出中焦"即是。又：人鼻吸入天阳，首先入肺，经心火历小肠，下达于命门，蒸动膀胱之水化而为气，清阳上升，上膈入肺，化生津液，是为元气；浊阴下降，独出为溺（尿液），是为溺气；旁出于腠理毫毛，布护周身，卫外为固，是为卫气，亦即"卫出下焦"。卫气的功能是"温分肉，充皮肤，肥腠理，司开合"，分肉即肌肉，肌肉外层为白肉，内层为赤肉，赤白相分，故名。阳明主肌肉。腠，是皮肤与肌肉相交之处；理，指皮肤、肌肉、脏腑之纹理。少阳主腠理，居于体表之太阳，化生卫气而司其职，故太阳亦为诸阳主气。

（三）太阳与卫气的循行

太阳统领营卫，尤与卫气的循行关系密切，是太阳的又一层内涵。《灵枢·卫气行》篇云："岁有十二月，日有十二辰，子午为经，卯酉为纬……阳主昼，阴主夜。故卫气之行，一日一夜五十周于身，昼日行于阳二十五周，夜行于阴二十五周，周于五脏。"说明人体的卫气与一昼夜十二时辰（24小时）的阴阳消长是密切呼应的。在十二地支中，卯（5～7点）辰巳午未申（15～17点）六个时辰，为阳主昼之时；在酉（17～19点）戌亥子丑寅（3～5点）六个时辰，为阴主夜之时。卫气是如何运行的？《灵枢·卫气行》篇这样叙述道："是故平旦（寅时）阴尽，阳气出于目（注：指膀胱经目内眦睛明穴。下同），目张则气上行于头，循项下足太阳，循背下至小趾之端（至阴穴）；其散者，别于目锐眦，下手太阳，下至手小指之间外侧（少泽穴）；其散者，别于目锐眦，下足少阳，注小趾次趾之间（窍阴穴）；以上循手少阳之分侧，下至小指之间（关冲穴）；别者以上至耳前，合于颔脉，注足阳明以下行，至足跗上，入五趾之间（厉兑穴）。其散者，从耳下下手阳明，入大指之间（商阳穴），入掌中。其至于足也（由阳明经抵达足部），入足心（注：指由阳明经进入肾经），出内踝，下行阴分，复合于目（重复向上会合于膀胱经目内眦），故为一周。"所谓"下入阴分"，即卫气从入夜到黎明（从酉时至寅时），依次"从足少阴注于肾，肾注于心，心注于肺，肺注于肝，肝注于脾，脾复注于肾为周"。

由此可见，卫气行于阳是从足太阳膀胱经开始，终点是足少阴肾经。卫气于一昼夜间全身运行五十周，昼行于阳二十五周，夜行于阴二十五周，环流不休。这就是卫气与足太阳经为首的客观物质存在，永远如此。从治病言，太阳与卫气的运行规律同样在《伤寒论》中有所反映。如桂枝汤方后注的服法强调"若病重者，一日一夜服，周时观之"；第30条的"证象阳旦""夜半阳气还"；第332条的"期之旦日夜半愈"；第368条的

"晬时脉还，手足温者生"等，以预测卫气从阴出阳，值时而病解。

除卫气的循行周期外，人体尚有十二经脉气循环运行周期。元代滑伯仁《十四经发挥》指出："始于中焦，注手太阴，终于足厥阴。是经脉之行一周身也。其气常以平旦（寅时）为纪，以漏水下百刻，昼夜流行，与天同度，终而复始也。"说明十二经脉循行体内的顺序，是首先从寅时手太阴肺经开始，按照十二时辰依次流注的关系，即肺经寅→大肠经卯→胃经辰→脾经巳→心经午→小肠经未→膀胱经申→肾经酉→心包经戌→三焦经亥→胆经子→肝经丑。终于足厥阴肝经，复从肝还注手太阴肺经。如此循环。同时古人认为这也是营气运行的通路，"营出中焦"，乃饮食水谷的精气化生而成，故营气流注也随着经脉的分布，起于中焦，上注手太阴肺经后依次流转，如《灵枢·营气》篇云："营气之道，纳谷为宝。谷入于胃，乃传于肺，流溢于中，布散于外，精专者，行于经隧，常营无已，终而复始，是谓天地之纪。"

需要概念清楚的是，营气的运行有两种，一是营行脉中，与脉外的卫气相谐和，昼夜迅速地运行五十周于全身；二是精专之营，不与卫气相谐，每一个时辰运行一经，昼夜十二个时辰，始于肺经终于肝经，缓慢地运行全身一周，周而复始。

以上卫气的循行规律和十二经脉（含营气）的循行规律均属人体生理性的，是"人以天地之气生，四时之法成"的必然生理反映。

《伤寒论》提出的六经病欲解时是张仲景独有的创造，是针对治病而言，强调借天阳之气来助正祛邪。它是以三阴三阳特定时空方位为背景，以日周期十二时辰阴阳消长变化的六经划分来预测疾病。观六经病欲解时的规律，三阳经占九个时辰（寅、卯、辰、巳、午、未、申、酉、戌）且各自独立，而三阴经却只占五个时辰（亥、子、丑、寅、卯）且穿插互见，明显是强调天阳之气对祛病的"欲解"作用。考《灵枢·顺气一日分为四时》篇云："夫百病者，多以旦慧昼安，夕加夜甚，何也？……以一日分为四时，朝则为春，日中为夏，日入为秋，夜半为冬。朝则人气始生，病气衰，故旦慧；日中人气长，长则胜邪，故安；夕则人气始衰，邪气始生，故加；夜半人气入脏，邪气独居于身，故甚也。"显然强调"天阳"对病愈的积极影响，张仲景正是按照"以一日分为四时"的思路，结合三阴三阳时空背景而创立了六经病欲解时的（详见本书"七、对'欲解时'的分析探讨"）。

此条言太阳病提纲脉证。太阳为六经之首，查六经病提纲中只有太阳和少阴言脉，而且是先言脉，后言症。脉象乃医者所诊，头项强痛、恶寒乃病者自觉症状。如此先脉后症的顺序，强调脉诊在太阳病（包括少阴病）的重要性。后文"发于阳""发于阴"之论，显指太阳与少阴自明。说明太阳与少阴不论经脉抑或气化都有特殊的联系。

（四）太阳少阴从本从标

在讨论此题目前，先简要温习一下经文，《素问·至真要大论》曰："少阳太阴从本，少阴太阳从本从标，阳明厥阴不从标本，从乎中也。故从本者，化生于本；从标本者，有标本之化；从中者，以中气为化也。"这是讲标本中气的所从不同。"从"是从属，可以理解为作用趋向。少阳本气为火，火属阳；太阴本气为湿，湿属阴；标本同气（即现象与本质一致），故从本。少阴本气为热，热属阳，本热标阴；太阳本气为寒，寒属阴，本阴标阳；标本异气（即现象与本质相反），故或从本或从标。阳明两阳合明，本气为燥，燥亦属阳，必赖湿以济之，方不至太过，故从中；厥阴阴尽阳生，本气为风，风亦属阳，故厥热胜复的特征是动摇不定，变化快，"风从火化"，故从中。就是说阳明、厥阴是处于阴阳急剧变化的过渡状态，其基本变化规律是不从标本而从中见之气化，即阳明燥从湿化，厥阴风从火化。

《素问·六微旨大论》曰："所谓本也。本之下，中之见也；见之下，气之标也；标本不同，气应异象。"本，指三阴三阳的本气；本的下面是

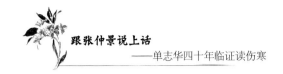
中见之气，中气的下面是六气之标，因六气的标本不同，所反映的现象也就各异。据此经文，我们重点分析太阳少阴标本中见之气的辩证关系。

太阳为寒水之气，则寒水之气是本，太阳是标，太阳的中见就是少阴（表里关系），故太阳为病，从标从本，从本见寒证，亦可从标见热证；少阴本气为热，少阴是标，中见太阳，则少阴病亦是从标从本，从本热又从标阴，故少阴病有寒证，又有热证。所以，太阳少阴从本从标，是太阳少阴寒热互化的基本变化规律。

从阴阳属性看，太阳标阳本阴，标本异气；少阴标阴本阳，同样是标本异气。故二者的作用趋向均为或从本或从标。说明太阳与少阴由于本气属性的寒热之异，在其功能活动的转化（中见之气）过程中，既各自独立，又相互依存、相互为用，进而形成新的气化形式（营卫之气）。太阳本寒需借助少阴本热之气（命火）的转化，使人体产生足够强大的卫气（卫气属阳），是为太阳从标而化；同理，太阳本寒之气，需借助中见少阴热气（君火）的转化条件，使人体产生足够的营阴（营血属阴）以营养肌腠，是为太阳从本而化。所以，太阳、少阴标本异气的相互作用与从标从本的转化条件，维持着太阳主表的巨大防御系统功能的稳定。

若人体质不虚，少阴本热之元气充盛，太阳本寒得以正常的化生营卫。只是触冒寒凉而纯为太阳表证，卫气充斥体表以抗邪，表阳郁闭，病从太阳标阳化热，多表现为表阳热证。典型的如寒邪束表卫闭营郁的麻黄汤证、太阳经输不利的葛根汤证、表寒里热内郁的大青龙汤证等；他如邪热内陷胸膈的栀子豉汤证、邪热壅肺的麻杏甘石汤证等。

若人素体阳虚，少阴本热之元气不足，则太阳本寒化生营卫不足，其中卫气不能固表，太阳为病后，易表邪入里向内向下与水饮结合，病从太阳本寒化水，多为寒证、饮证、阴证。典型的如水寒射肺、外寒内饮的小青龙汤证、水蓄中焦的茯苓甘草汤证、太阳病水蓄下焦的五苓散证，他如阳虚兼里饮的苓桂术甘汤证、苓桂枣甘汤证、桂枝去桂加茯苓白术汤证、茯苓四逆汤证、真武汤证等。

此外，由于患者感邪的轻重、体质的强弱等因素不同，因而在太阳少阴寒热互化的过程中，体内化生的营卫状态不是完全等同的，或营阴充盛而卫气不足，病从本寒化；或营弱卫强，病从标热化。如太阳中风表虚之桂枝汤证，风中肌腠，营阴不能内守而汗出，基本病机是营弱卫强，但少阴本热不虚，卫气仍处于太阳表证的抗邪态势，唯邪中肌腠，营阴不守，症见"发热、汗出、恶风、脉缓"，治疗用桂枝汤本为解肌，标为发汗，入营透卫，路径自内向外，即解肌（入营）→发汗（透卫）→邪与汗共并而出→达到止汗（使散出于脉外之津液归入脉中）。这期间，仲景要求喝稀粥以壮谷气，通过太阴主开的输布，以助太阳主开的气化，充营达卫而病解。

他如病发于阳，太阳标阳热化与本气寒化两相结合，表现为水热互结诸证，如水热互结于胸的大陷胸丸证、水热互结于胸胁的大陷胸汤证、痰热互结于心下的小陷胸汤证等。亦有病发于阴，少阴本热不足，感邪后误下伤及脾胃，升降气机逆乱，致心下痞证。如少阴本虚、太阳卫气不固，见"心下痞，而复恶寒汗出"的附子泻心汤证；或因表邪误下内陷击动里水，属太阳少阴或病标，或病本，或标本俱病，呈现一派寒热虚实错杂见证。如太阳标阳本寒俱病，见"胸中有热、胃中有邪气"的上热下寒的黄连汤证；有从太阳标阳热化，无形之邪热郁遏心下，脾胃升降不调的大黄黄连泻心汤证；还有太阳病误下，从本气寒化，无形之热击动心下之水，脾胃升降失调，表现为心下逆满而呕的半夏泻心汤证；有太阳表解后，标阳证罢而本寒之气显现，见"胃中不和、心下痞硬""胁下有水气"的生姜泻心汤证；有太阳病误下后中气大虚，标阳本寒俱病，见"其人下利日数十行"，"干呕心烦不得安"的甘草泻心汤证；等等。

以上扼要谈了太阳病本证及其兼变证标本中见（少阴热气）的病理变化，其变化的基本规律是从本从标。

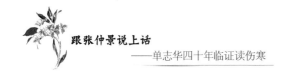

《素问·气交变大论》曰："善言天者，必应于人。"如果我们能从"标本中"的视角来认识《伤寒论》的三阴三阳六经辨证体系，会有一种豁然开朗之感，进而提升我们的理论认识水平。从而更加明确的是，张仲景是运用包括《素问》《阴阳大论》在内的"古训"，确切说是深谙气化理论结构的精髓，进而成功演绎出不朽名著《伤寒论》的典范！

总之，讲太阳之为病，首先要清楚"太阳"的几层基本内涵：一是太阳气化、经脉的意义及其与少阴的关系；二是太阳主表而统营卫；三是太阳与卫气循行的关系；四是太阳与少阴从标从本的转化。学《伤寒论》太阳开篇，这个知识点要有，这是人体的客观存在，属于概念内在规定性范畴。

第二章　太阳中风、太阳伤寒定义

【原文】

太阳病，发热，汗出，恶风，脉缓者，名为中风。（2）

太阳病，或已发热，或未发热，必恶寒，体痛，呕逆，脉阴阳俱紧者，名为伤寒。（3）

【读法释要】

一、"中风""伤寒"定义

首条言太阳病提纲证，属定律。此二条言太阳病两大证型，属定义。以"太阳病"冠首，即提纲"脉浮，头项强痛而恶寒"之省文，是在太阳病提纲基础上补足此二条作为定义的各自脉证。以"太阳病"的单一形态入手，继而分出两大主线，以"名为中风""名为伤寒"的定义形式，为后文的展开论述立规矩，所谓"欲知其变，先知其常"。同时从主体结构上明确《伤寒论》主要研究的是外感病（风寒为主）的发生发展与转化，以及与此相对应的脉证演变系列。所列举出两大类型的脉证，是经过高度抽象后再上升到具体的脉证，具有稳定的可复制性，其科学性已为千百年很多代人的临床实践所证明。

二、定义中强调"发热"的意义

仲景提出太阳病提纲定律与中风、伤寒定义，此三条的脉证不是简单的相加或补充，而是有着逻辑上的联系，仲景结合临床观察外感热病（包括疫病）所得，对《素问》"人之伤于寒也，则为病热"是深有体验的，故在中风、伤寒定义中强调"发热"的意义并列于诸症之首。中风发热明显，伤寒随感寒之轻重与机体抗病之强弱，发热有或早或迟的不同，但无论中风或伤寒均有发热，即发热恶寒并见，如此病在太阳才可成立。然而问题在于，如此举足轻重的太阳病"发热"，在提纲中未明写，却在定义中显赫立出，何意？原因如下：

首先，机体从受病（感邪）到发病、抗病（机体应激反应），是有潜伏期的，提纲中"为"字就有"受病初起"的意思，所以"恶寒"这一自觉症侧重在受病之体触冒外邪的方面。当然提纲的一脉两症并非消极，"脉浮"就是机体抗病力趋于上趋于外的反映。

其次，与提纲相对应的后两条定义，重点反映出感邪后机体较强的抗病机能。针对抗病机能的状态，仲景划分出表虚、表实两大证型，既是大量临床实践的高度抽象，也是逻辑构思的需要，证候本身就是机体反应性表现，故将"发热"放在两大证型中讨论是恰当的，符合外感病发生规律，临床实际也是如此。

再者，恶风、恶寒是最直接作用于受病之体后的早期症状表现，而机体抗邪的强弱或早或迟，故热有"已发""未发"之异，不能因暂时未见发热而模糊了太阳病的定律。

所以我认为这三方面，就是为什么"发热"不在提纲中写出，而是在第2、3条强调写出的原因。"人之伤于寒也，则为病热"，仲景原则性地将此旨演化为临床高度概括性的此三条，就叙述方法而言，以此作为逻辑起点，来编织构筑他的"辨某病脉证并治"体系的。

三、"脉缓"与"脉阴阳俱紧"

第2条言"脉缓"不言脉弱，第3条言"脉阴阳俱紧"，均是明显地与"发热"相呼应，反映正邪交争于表，势头正强，同时对提纲条"脉浮"做出具体的脉象补充。至此，第1条已说的，在第2、第3条做了具体细化；第1条未说的，则在后两条中加以补充强调，从而勾勒出太阳病的总体轮廓。仲景以定义的形式曰"名为中风""名为伤寒"，反映出古人表达方式上的朴素与直观，自有其局限性，但亦有耐人寻味的一面。一为中风，一为伤寒，同为太阳表证，却有受邪深浅之异："中"者中于内，风中肌腠，虽汗出而表不解；"伤"者伤于外，寒伤皮表，毛孔闭塞汗不得出。观麻桂二方之制，其义明矣。

四、第2条真实再现辨脉证过程

此条辨证精妙，当细细玩味。初起为"太阳病"，自有"恶寒"可知；"发热"一症，三阳经皆有，然医者通过问诊或切肌肤获知，此发热与汗出并见，"扪之肌肤多是热而潮润"（刘渡舟语），由此推断恶寒不甚。此"汗出"是否属表邪化热入里转属阳明？于是进一步问诊，通过患者的自觉症状"恶风"做了否定。"恶风"是此条的点睛之笔，太阳病的"发热汗出"一定要恶风。此"太阳病"一语双关，文气颇富动态，既是太阳病初起后的一种演变形式，更是一种"定义"上的判断，"名为中风"属定义判断，是以临床辨脉证的形式表现，颇耐人寻味且印象深刻。同时提纲条"脉浮"在证候之前，此条"脉缓"在证候之后，与提纲首尾呼应，恰恰是在汗出恶风之后而脉缓，又是在"太阳病"中见此脉，则是指脉浮缓，即"阳浮而阴弱"之脉甚明。此条真实地再现了仲景辨脉证的过程。此书非熟读精思不能悟也。吾师胡希恕曾讲："此汗出指身潮乎乎的，非大

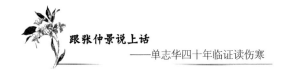

汗出者。不仅恶寒，且'恶风'（尤甚于恶寒）。脉'缓'与'紧'相对，不硬实。以汗出，水液失于外，故显此缓脉。"又说："中风之'中'，中者中于内也，犹如射箭之中。尽管汗出，然邪已深入，非伤寒之肤表也。汗出为表虚，中风者言其邪深也。此邪是病邪，即病邪在表之部位，较伤寒为深。有汗出，那么恶风便是当然有之，如洗浴身湿而人怕风也。由于出汗，皮肤疏松，故邪可乘虚入里，但表证未罢，其邪入里并不深入，而至肌肉组织间，所以叫'桂枝本为解肌'，不叫发表。"（《胡希恕伤寒论授课笔记》，笔者整理）联系第12条桂枝汤方证，彼条是对此条的自注文。"发热"，即阳浮者热自发；"汗出"，即阴弱者汗自出；"恶风"，即啬啬恶寒、淅淅恶风貌；"脉缓"，即阳浮而阴弱。

同时，第2条"恶风"置于"发热、汗出"之后，是对发热汗出属太阳病而非阳明病的一个鉴别，且暗示不排除恶寒。因汗出可缓解恶寒的程度，且汗出当风而"恶"，故偏于"恶风"。脉道因之变得松缓是为自然。此三症一脉完全是列举全身皮肤肌腠见症与脉象，仲景这样描述作为概念定义的"太阳中风"，他展示给人们的是经过提取后的中风"纯态"，是给人以明确的规定，为后文的辨证立出规矩，同时，这个"至当之脉证"，也是逻辑构思的需要。辨证法告诉我们，研究考察问题，从事务对象的纯态入手，对于逻辑叙述起点的选择，以及由此引发出的逻辑链条的展开是至为关键的一步。若研究的第一步即驳杂不纯，就很难保证叙述环节、层次方面的顺畅，很难保证其体系形成过程的严密性及有机的统一。

五、第3条的临床场景

以"太阳病"冠首，代指第1条提纲。由此进入辨证，"或已发热"承接上条的"发热"言，"或未发热"是发热一时不明显，言外感邪后据受病之体的体质强弱，有发热明显与发热不显之分，但一定有怕冷的自觉症状，故云"必恶寒"。换言之，太阳伤寒的必见症"恶寒"，不一定都见有明显的发热。此条不仅"头项强痛"，更有患者全身"体痛"的自觉症状，可见恶寒之甚。"呕逆"从行文上置于"体痛"之后，则两者有因果关系，即因体痛而呕逆。言外体表郁闭之甚，邪闭于表，谷气不得作汗外达，势必内迫于里而胃气上逆也。所谓"表不和则里不和"也。一个"逆"字，将机体强烈拒邪欲从汗解的病势完全写出。可以设想临床场景，此"呕逆"是医者通过闻诊（听声音）或问诊所得，置于体痛之后，意在提醒医者抓住患者的自觉症状，进一步了解患者的体质状况，同时亦提示医者此"呕逆"是正邪交争、机体欲汗表解而不能，而非胃败之呃逆。何以见得？乃脉阴阳俱紧可证。此"脉阴阳俱紧"，是正邪交争于表，相持不下的脉象反映，与提纲"脉浮"相呼应，并突出了"名为伤寒"的特征。关前为阳，关后为阴，此"阴阳"指尺寸言，即尺寸脉俱浮紧。既表明寒邪伤于表，又反映出正气不虚于里，有抗邪于表的态势。足见仲景行文缜密如此。

六、第3条为何不明写"无汗"？

第3条为寒邪伤表所见诸症，叙述视角从一派自觉症入手（或已发热或未发热，必恶寒、体痛、呕逆），后世区别麻、桂之用的主症之一就是有汗与无汗。但作为"名为伤寒"的定义，"无汗"为何不明写出？从文法和逻辑上看，作为定义的脉证，要求以"纯态"的形式表现，以反映叙述逻辑严格的规定性。无汗不同于汗出，"汗出"可以作为一个独立的症状论述，如第53条"病常自汗出者"，第54条"病人脏无他病，时发热自汗出而不愈者"等。在太阳中风定义中，"汗出"又足以起到补充说明其他脉证的承上启下作用。统观《伤寒论》全书，"无汗"都是在症候群中出现，未见就"无汗"专论者。无汗只有在反映当汗出却不汗出的病理机制时，才具有强烈的因果性和临床辨证的意义。比如大青龙汤证的"不汗出而烦躁"，麻黄汤证的"无汗而喘"，这个"烦躁""喘"由表邪郁闭而生，此时的"无汗"才具有辨证意义。表证当用汗法，是以发汗的形式来祛邪，并不等于就"无汗"治疗。所以，第3条"名为伤寒"的证候与脉象，有发热（或早或迟），有恶寒，有体痛，有呕逆，有脉浮紧，说明寒邪郁表无以复加，则无汗不写自明。退一步讲，假设"无汗"可以独立存在，恐怕不一定是《伤寒论》必须要讨论的问题了。西医学的无汗症（也称汗闭），包括汗腺功能障碍或神经系统损害并发硬皮病等，其临床意义已经超出外感病学范围。如前所述，《伤寒论》书中大量包括有"无汗"在内的症候群，除寒邪束表、卫闭营郁、玄府闭塞的麻黄汤本证外，尚有项背强几几、无汗恶风的葛根汤证；水气内阻、经气不畅，见头项强痛、翕翕发热、无汗、心下满微痛、小便不利的桂枝去桂加茯苓白术汤证；阳明瘀热在里，与湿相搏，不得泄越，见但头汗出、身无汗、齐颈而还、小便不利、身必发黄的茵陈蒿汤证；阳热伤阴，久虚液亏，无以作汗，见阳明病，法多汗反无汗，其身如虫行皮中状者，此以久虚故也；还有肾阳衰微，无以化气作汗，见少阴病，但厥无汗，而强发之，必动其血；阳复太过，邪热内陷血分，见伤寒先厥后发热、下利必自止、而反汗出、咽中痛者，其喉为痹。发热无汗、而利必自止等，即便如第35条麻黄汤证，也是以"喘"来反衬"无汗"的表寒意义。所以，仲景作为伤寒定义的表达，"无汗"偏不明写出，既是保证定义的"纯态"（这是叙述逻辑的需要），也是为了后文叙述的方便。

第三章　辨伤寒"传"与"不传"

【原文】

伤寒一日，太阳受之，脉若静者，为不传。颇欲吐，若躁烦，脉数急者，为传也。（4）

伤寒二三日，阳明、少阳证不见者，为不传也。（5）

【读法释要】

一、辨脉证言病"传"与"不传"

这两条是需要讨论的。仲景在本书开篇继太阳病定律、定义之后，提出"颇欲吐，若躁烦，脉数急"，提出"阳明、少阳证"，并以"传"与"不传"煞尾，本意在强调太阳病的自身演变规律，为全书的展开论述列出几条线索。显然，他是在了解并接受《素问·热论》经络受病基础上，提出"传"与"不传"这一概念的，欲揭示热病变化之一般规律。《素问·热论》提出"伤寒一日巨阳受之""二日阳明受之""三日少阳受之"的观点，仲景此二条的思考方式包括语言表达均出于此。联系第270条"伤寒三日，三阳为尽，三阴当受邪"，明显是接受了《素问·热论》的六

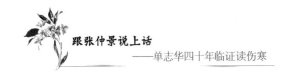

经病传观点。那么问题来了：张仲景为什么要在太阳开篇强调病传，而且是日传一经之速？结合他在《伤寒杂病论·序》中的感叹"卒然遭邪风之气，婴非常之疾，患及祸至，而方震栗"，且目睹家族"死亡者三分有二，伤寒十居其七"这样一种惨况的发生，足以说明这种病邪的性质是具有传染性的疫病，故传变迅速，死亡率很高。所以对于包括疫病在内的外感热病的认识，从《素问·热论》到《伤寒论》是一脉传承的。所不同的是，《素问》突出了经络受病，即经络值日受病。张仲景则是在经络受病的基础上表达了伤寒热病"传"与"不传"的己意，并加进了"辨脉证"的新内容，这是仲景的独创，是符合临床实际的。文法上第4条与前第3条比较，二者互文见义，彼从"太阳病"下笔，落脚点是"伤寒"；此从"伤寒"下笔，而引出"太阳受之"，即伤寒本应"脉阴阳俱紧"。

以下分析第4条：

"伤寒一日"，为"太阳受之"，发病时间与病位病性均已确定。

"脉若静"，即据脉辨病传与不传。在"伤寒一日，太阳受之"的语境下言"脉若静"，是特指脉浮紧停留于太阳本经未见变化。则"静"的含义有二：一是感邪不重，太阳受病之后仅见脉浮紧，故为不传；二是很快邪衰正复，脉由浮紧而衡复如常，更为不传。表明仲景是凭脉测病。

"颇欲吐，若躁烦，脉数急"，分别显示三种病传途径。

一是"颇欲吐"，是病传少阳。少阳病机是"血弱气尽"，脉象较太阳为弱（浮细或弦细），仲景这里是据症以测病传，更显直观。此症较太阳病之"呕逆""干呕"程度为甚，从太阳观少阳颇具辨证意义，是为病势减弱而传。

二是"若躁烦"，单就症状言可考虑为病传少阴。一个"若"字表明，当与前症"颇欲吐"分开看，属另一层，躁者躁动不安，烦者热也。"躁烦"者以躁为主，更似肾躁心烦，很像病邪内传少阴，盖太阳与少阴为表里是也。少阴里虚，本热之气不足，太阳感寒后直中入里，是为邪自太阳少阴表里相传。仲景针对太阳和少阴病的判断更重视脉,提纲证曰"太阳之为病,脉浮","少阴之为病,脉微细",此症要落实到脉的阴阳属性上,辨脉以定虚实。

三是"脉数急",即脉数而急促,为病转属阳明。这是针对前症"若躁烦"的一个定性。数为热,急为化热迅速,即"脉阴阳俱紧"兀自转为"数急",必内传从阳化热使然。此是根据脉象完全排除了少阴病,以脉测症,则表邪迅速化热传里而转属阳明,是为病势增强而传。

可见,第4条于"伤寒一日,太阳受之"即见"脉数急",病情变化之速,当为感受疫毒的传染性疫病。如孙成斋教授所说:"'传'和'不传'可理解为急性传染病有无自轻向重转化的意思。张仲景以自己缜密观察发现的'传经'之说,可以理解为现代传染病的前驱期、症状明显期的发展变化过程……呕吐、烦躁、脉搏快,仍是中枢神经系统受累的典型症状。"(《〈伤寒论〉现代医学评述》,孙成斋著)

此条辨证意味甚强,仲景告诉我们,太阳病传与不传的变化迅速,要"凭脉辨证"。脉浮(病位太阳本经)——脉若静(停留太阳本经或向愈)——脉数急(脱离太阳本经内传)。思路非常清晰且行文严谨。

二、张仲景接纳经络的客观存在

此二条以"伤寒一日""伤寒二三日"冠首,至"为传""为不传"煞尾,则学术界素来争论的"传经"问题是不可回避的。《素问·热论》有明文,《伤寒论》同样有明文。清代医家陈修园讲:"人之言伤寒者……有正传,有邪传,有阴阳表里之气相传,有六经连贯之气相传。"如前所述,这个传经之"经"指的是经络毋庸置疑。经络是运行全身气血、联络脏腑肢体、沟通上下内外的通路。既然是"通路",它既可以输送气血以荣周身,又可以是病邪传入或传出的途径。此二条,张仲景很明确地表达了这层意思。联系《伤寒论》此书写作的社会背景,要知道汉代的针灸极其盛

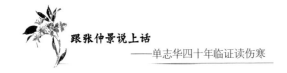

行，《伤寒论》原文涉及针灸的条文近四十条，这一事实足以说明仲景先师完全认同并接纳了经络这一客观存在。所以，"伤寒一日，太阳受之，脉若静者"，则太阳经气受邪留于本经，太阳病应之见"脉浮"。而"脉数急者"，显然病邪已离开太阳本经化热内传。

这里分析第5条：须注意的是，仲景此条由"伤寒二三日"想到"阳明、少阳证"，仍是沿袭《素问》"六经受病"的模式，是以经络受病一贯首尾的，"传"是讲循经而传，因而才有"二三日"与"阳明、少阳"之对应。言外有"当见不见"之意，即二日当见阳明证而不见，三日当见少阳证而不见。脉证不见变化，则仍判断为"不传"。说明仲景恰恰看到《素问·热论》的经文并加以思考和临证救治热病的体会后，才写出这样的两条。当然，以"传"与"不传"立论，是仲景独有的表达。此条告诉人们，伤寒二日阳明受之，三日少阳受之，为热病经络受病之常。"传"即伤寒热病按照一定的规律发展，首先有特定的时限（日数），时限加受病之所（病位包括经络）再加脉证，由此组成"传"。但为医者治病，对"传"与"不传"的判断依据并非仅仅拘于日数，主要还是脉证。因此准确地说，第4、5两条是仲景在《素问·热论》经络受病基础上补充并强调"辨脉证"的临床意义。

三、从对《素问·热论》的梳理看此二条

"人之伤于寒也，则为病热，热虽甚，不死；其两感于寒而病者，必死。"此特指虚人感寒，表里俱病，甚或被传染疫毒，预后不良。

"伤寒一日，巨阳受之，故头项痛，腰脊强；二日阳明受之，阳明主肉，其脉挟鼻络于目，故身热，目痛而鼻干，不得卧也；三日少阳受之，少阳主胆，其脉循胁络于耳，故胸胁痛而耳聋。""四日太阴受之，太阴脉布胃中，络于嗌，故腹满而嗌干；五日少阴受之，少阴脉贯肾，络于肺，系舌本，故口燥舌干而渴；六日厥阴受之，厥阴脉循阴器而络于肝，

故烦满而囊缩。"此是讲热病传变之期与受病之经脉循行证候，这种日传一经的变化，当与感邪性质直接相关，甚至不排除传染性疫病初期（寒疫）伤及人体经脉系统后的临床表现。我们不妨把"一日……二日……三日……"看作是三阴三阳经脉受病的一种分类方法，既有时间上的递进传变，更以经脉受病后的症状表现为依托。

"三阴三阳，五脏六腑皆受病，荣卫不行，五脏不通，则死矣。"这是在疫病发作的重症期，邪盛正衰，多器官衰竭的病理描述。

"其不两感于寒者，七日巨阳病衰，头痛少愈；八日阳明病衰，身热少愈；九日少阳病衰，耳聋微闻；十日太阴病衰，腹减如故；十一日少阴病衰，渴止不满，舌干已而嚏；十二日厥阴病衰，囊纵，少腹微下，大气（此指外邪）皆去，病日已矣。"伤寒一、二、三日，分别为太阳、阳明、少阳受病之日，则病衰之日分别在七、八、九日；三阴受病为四、五、六日，则病衰依次为十、十一、十二日。此属六日周期节律，即伤寒一日，巨阳受病，七日巨阳病衰，由受病到病衰一般需要六天。七日以上自愈。恰如《伤寒论》第8条云："太阳病，头痛至七日以上自愈者，以行其经尽故也。"此本《热论》而来。只要不是阳经、阴经二者同时感受寒邪为病，一般六七日可愈。

"其未满三日者，可汗而已；其满三日者，可泄而已。"这里以"三日"为界限，表明病在阳经、阴经，而分别施汗、泄之法，以表里言，三阳属表，三阴属里，在表宜汗，在里宜泄。——这里明显看出《热论》阴阳"二分法"论外感病的局限，治疗仅仅涉及"汗"与"泄"。《伤寒论》对此提出正反和"三分法"，即于表、里之外，加入半表半里。这是张仲景的一个伟大贡献，具有里程碑的意义。

"其病两感于寒者，病一日，则巨阳与少阴俱病，则头痛、口干而烦满；二日则阳明与太阴俱病，则腹满、身热、不欲食、谵言；三日则少阳与厥阴俱病，则耳聋囊缩而厥。水浆不入，不知人，六日死。"此指阳经

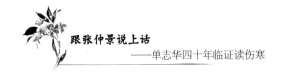

（属腑）阴经（属脏）同时受邪（传染性疫病），至六日两经之气乃尽，神机化灭，"荣卫不行，五脏不通"，真脏之气衰败而亡。

可见，此第4、5两条以《素问·热论》为基本框架。从《素问》"传经"的角度引申论之，生理上六日"六经周尽"，即太阳、阳明、少阳、太阴、少阴、厥阴之经气依次运行，进而在此基础上讲受病。故"传"是病邪依次由表传里或由阳入阴。"六经周尽"，病衰无所复传，病不衰则有可能"传"。文法上运用了对比和反衬，本意在突出辨脉证，起首曰"伤寒"是承第3条伤寒定义而引出。因本书重点论述"伤寒"，故条文排列如此。

总之，太阳开篇前五条，第1、2、3条是针对《素问·热论》"人之伤于寒也，则为病热"立论，《素问》"受之"的主体是人，侧重于人患病后的反应（主要是经脉证候）。仲景显然接受了这一思想，并反映在太阳病提纲的定律与定义中。《素问》提出值日经脉受病（顺传与表里相传），仲景于第4、5两条针对《素问》"伤寒一日巨阳受之""二日阳明受之""三日少阳受之"提出补充，即在经络病传基础上补充了脉证，指出脉证的变化是判断热病病传与否的主要依据，可见其对《素问·热论》有继承更有发展。

第四章　辨温病及其误治

【原文】

太阳病，发热而渴，不恶寒者，为温病。若发汗已，身灼热者，名风温。风温为病，脉阴阳俱浮，自汗出，身重，多眠睡，鼻息必鼾，语言难出。若被下者，小便不利，直视失溲。若被火者，微发黄色，剧则如惊痫，时瘛疭，若火熏之。一逆尚引日，再逆促命期。（6）

【读法释要】

一、"太阳病"与"温病"是并列关系

此条的提法当留意，前面是"名中风""名伤寒"，是太阳病的两种证型，与太阳病是隶属关系；此"为温病"，与"太阳病"是并列关系。表明温病不是太阳病的一个证型，而是有别于太阳病的一种叫"温病"的病。此条亦可看出张仲景受《素问》的影响，《素问·评热病论》篇曰："有病温者，汗出辄复热，而脉躁疾，不为汗衰，狂言不能食。"《素问·热论》篇曰："今夫热病者，皆伤寒之类也。""凡病伤寒而成温者，先夏至日者为病温。"仲景把温病定义为"发热而渴，不恶寒"七个字，明

显是就"发热"的特点写出而与太阳病做鉴别的，并用"若发汗已，身灼热者，名风温"来说明温病与太阳病的治疗原则截然不同。那么，起首以"太阳病"冠之，何意？我们知道，仲景论病往往从纯粹的客观脉证入手，从普遍存在的外感最一般的症状上，用逻辑的表述就是从普遍存在的事物的元素形态出发来揭示事物自始至终的矛盾运动。这是分析错综复杂事物的重要的也是基本的一环，如此才能使叙述的脉络清晰起来。寒热见症是一切外感热病普遍存在的"共性"症状，仲景以"太阳病"冠首，并以"发热而渴"紧随其后，意在告诫医者温病初起（初始升温期）可能有"恶寒"，但恶寒程度轻微且时间短暂，初起类似太阳表证，但又实实在在不是太阳病，故用"为温病"这种定律的形式将"发热而渴，不恶寒"七个字固定下来。

此前五条是为太阳病立出框架、标识眼目，至此条引出一个与太阳病病机、治疗完全不同且又是并列关系的"温病"概念，不同凡响。"发热而渴"用"而"连接，一是突出时间传变之快，二是表明"渴"因"热"来，则"发热"的性质是里热消灼津液所致。

应当指出，对于《伤寒论》诸多概念的含义，不能人为曲解或附会，唯有通过内在固有的推理，并将其置于整个体系的链条中，才能被理解和被规定。此条初病太阳，然迅速从阳化热见"发热而渴，不恶寒者，为温病"。这是仲景从临床事实出发，以具体症状对温病的内涵做了规定，初步认为相当于后世温病的卫分证。而治疗自与太阳中风、太阳伤寒完全不同。若误用汗法，其热如焚，迅速酿成"风温"之变。这个"不恶寒"不是绝对的没有寒，临床所见恶寒是发热的第一升温期的表现，作为温病的"恶寒"，为时甚短、程度甚轻。冠之以"太阳病"，本意在强调外感病之一般共性，而不是什么"伤寒有五"一类，此种人为分类，在本书中极易造成概念混乱。实际上，仲景是先明确太阳病的"共性"，之后以辨脉证的具体表达形式讲"个性"。

二、对脑中风发作期治疗思路的拓展

此条用意显然是太阳病与温病做鉴别，若误用汗法、下法甚至火熏之法，则预后不良。下面我们逐一来看。

"若发汗已，身灼热者，名风温。"医者把它当成太阳病而误用辛温发汗，则火焰愈张。"风温"是言其变化迅速。后世《医宗金鉴》云："温病不恶寒者，表热也；口渴引饮者，里热也；表热无寒，故不宜汗；里热无实，故不宜下；表里俱热，尤不宜火。"太阳病的汗法包括桂枝汤、麻黄汤、葛根汤、大青龙汤等，掌握好汗法的适应证，一般不会出现方向性错误。而温病原则上不能用汗法，误用辛温发汗必然变症蜂起，后果严重。

"风温为病，脉阴阳俱浮，自汗出，身重，多眠睡，鼻息必鼾，语言难出。"这组症状是误汗造成，说明里热未汗前已盛，误汗加上里热外蒸而自汗，津液大伤，谷气乏源而热邪上攻头面，胡老的意见是用白虎汤为正治。就是银翘散、桑菊饮亦不可用（不属于风热），热纯在里，上犯脑系。临床见某些脑中风患者，病情初步控制后，每每遗留此类证候，见脉洪大、汗出、嗜睡、口鼻气粗、偏瘫或半身沉重僵硬、舌强语謇等，经辨脉证后使用白虎加人参汤、桃仁承气汤、大柴胡汤加生石膏、芍药甘草汤等，效果良好。

"若被下者，小便不利，直视失溲"，津液亡失于外而热盛于内，本无可下之里实证而又误下，则重伤太阳少阴脏腑，太阳乃寒水之经，下后太阳经腑气化失司，则小便不利；太阳与少阴相表里，伤及少阴之精则在上"直视"，在下"失溲"。

风温再被火攻，风火相煽，"微发黄色，剧则如惊痫，时瘈疭"。此证候乃重伤三阴精血导致脏器受损。邪热弥漫太阴，轻者肌肤发黄如火熏；严重者神明失守发生惊痫，乃热迫少阴、厥阴精血使然；风火煎熬厥阴，筋脉失养，则肢体时有抽搐、手足痉挛。

三、温病实证用麦冬、生地黄配合白虎汤加大黄

此条冠以"太阳病"，论述的是因误汗致生"风温为病"，且又误下，"汗伤津液下伤肾"。津伤先虚其胃，胃气伤则谷气乏源；继而误下又损伤太阳少阴表里两经，太阳膀胱气化失司并波及少阴肾精；更有甚者，误用火攻，重伤三阴脏器精血，乃至神魂失守，焦骨伤筋，精血难以修复。势必"一逆尚引日，再逆促命期"。吾师胡希恕先生指出："此条清楚告诫人们，温病不能发汗，亦不能泻下，更不能火攻。只有清解，别无他法。此条用白虎汤。陈修园主张，真正的温病实证可以用大量的麦冬、生地黄配合白虎汤加大黄。临床证明效果非常之好。所言'实'，指谵语、大便难。但因属温病实证，单纯攻下不行，宜攻下中加入强壮、滋阴、解热之品，即麦冬（一两）、生地黄或元参 ……此温病条放入太阳篇，不是要让人们当作太阳病去治疗，而是与太阳病相鉴别提出的。后面阳明篇中'阳明外证云何？答曰：身热，汗自出，不恶寒，反恶热也'。所谓'外证'即指此（温病）。治宜白虎汤，渴者加人参。温病与太阳病区别要点是：渴而不恶寒。"（《胡希恕伤寒论授课笔记》，笔者整理）

真乃经验丰富之论！此条给我们的启示在于：治病一是要准确地辨证，《内经》云："善诊者，察色按脉，先别阴阳。"辨阴阳就是辨清疾病的性质，由此确立治疗的原则和方向。再就是治病要"保胃气，存津液"。若津液亡失，胃气先伤，其病难治。同时要顾护生理物质，尤其是脏器精血的保护，它直接影响着疾病的预后。

四、切忌将概念封闭在僵硬的教条中

辩证法告诉我们，概念不是死气沉沉的东西，而是运动发展的，即通过概念的自己运动（亦即逻辑展开的过程）来阐明概念。我认为，这正是理解《伤寒论》概念体系的一把钥匙。仲景在论述外感热病（包括基本概

念、脉证演变、方证药证体系的过渡）的动态全过程中各个阶段的演示，就是把运动着的概念放到具体脉证及脉证的变化中来揭示其意蕴。所以，要正确地把握这些概念，就必须辩证地理解和运用，在运动与转化中揣摩，切忌将概念封闭在僵硬的教条中。如此条的"为温病"属定律，"名风温"属定义，但是以误治的形式表现出来，脉证丰富而具体，语义表达颇富动态，给人印象深刻。

自第1条至第6条，概念的逻辑联系十分缜密，首先明确太阳病概念；继而引出中风、伤寒两条主线；进一步，伤寒的传变主要以脉证为标准，并紧扣全书的主旨；进而再引出温病与太阳病相鉴别；并举风温为例，治疗上一误再误，导致病情发展演变的事实，深刻提示了保胃气、存津液、固精血对于疾病治疗全过程及其预后的重要意义。

第五章　论病发于阳与病发于阴

【原文】

病有发热恶寒者，发于阳也；无热恶寒者，发于阴也。发于阳，七日愈，发于阴，六日愈，以阳数七、阴数六故也。（7）

【读法释要】

一、以寒热为切入点来概括阴阳

此条可看作是对前六条的概括。以寒热对比（前六条涉及最多）进一步抽象出一对范畴——阴阳（这里主要指机体抗病力的强弱）。仲景仍是从具体证候入手来说明一般。寒热是外感病中最常见、最具普遍性的自觉症状。故在讲述前六条后，以寒热为切入点来概括阴阳。"病"，联系前六条，在这里不是泛指，而是针对太阳病与少阴病而言，即"病"皆在表而有虚实之分。"发热恶寒"与"无热恶寒"，就字面而言有两层意思：一是寒与热并举，一是发热的有无。亦即机体反应性问题。"发于阳"即从太阳发病，"发于阴"即从少阴发病。《内经》说："善诊者，察色按脉，先别阴阳。"阴阳之道本抽象，可见于具象之寒热。盖太阳与少阴是表里关系，脏腑经气相通，太阳膀胱寒水之化必赖少阴心火与肾阳蒸动，借太阳经脉而外达于表，形成太阳之气以护外。若寒邪客表，太阳受病，表阳闭郁则见发热恶寒，是以太阳为其来路；少阴肾中元阳，为一身阳气之根，若肾阳虚微，气化不足，则太阳之表亦虚，如此表里之阳皆虚，感寒后寒邪入里，必见无热恶寒，是以少阴为其来路。观日数之阴阳，可预后病愈之期。因六经日行一经（后有详论），三阳在前三阴在后，六日为经气周尽，阴尽阳生，是阴病得生阳之气助之，故曰"发于阴六日愈"。七日为经气再周之始，为太阳经主气，太阳病可值时而解，故曰"发于阳七日愈"。

二、论"发于阳"与"发于阴"

此条"发于阳，七日愈"与第8条"太阳病，头痛至七日以上自愈"属同一含义。反证"病发于阳"即发于太阳自明。此外，"头痛"同样是外感病最常见的症状之一，亦可认为是对太阳提纲定律在时间周期上的一个补充。可见，仲景以寒热分阴阳，以头痛辨经络，是从不同角度展开和补充论述太阳病提纲定律的。由此条可知，外感病初起有两类表证，即太阳与少阴，亦即胡希恕老师所说的"表有阴阳"。根据就是此条。只有把此条所言之"病"具象化，才具有实在的临床意义。引申而论，第131条"病发于阳，而反下之，热入因作结胸；病发于阴，而反下之，因作痞也"，同样指的是病发于太阳、少阴，同属表证，不能用下法。此条与彼条文气完全吻合。从太阳病开篇提纲脉证至此条，发热、恶寒症状论述最多，文气一贯而下，言"六日愈""七日愈"，亦含有不能忽视传经的意义在内，既强调辨证的灵活性，又当考虑到它的病愈之期，便于预测也。太阳与少阴，一为寒水，一为君火。《素问·阴阳应象大论》曰："阴阳者，天地之道也……天地者，万物之上下也……水火者，阴阳之征兆也。"观此太阳病开篇六条，仲景不但熟读深思过《素问》，且以他独有的天赋，将《素问》此旨活化于辨脉证中而不留痕迹。吾辈岂能悟得？

"发于阳，七日愈，发于阴，六日愈，以阳数七、阴数六故也。"其实这种推断是言其常，常中有变，还要根据具体的情况分析。如同时令与气候的关系，只能大致符合，不可能绝对一样。但临床观察，普通感冒一般6～7天病愈符合客观真实的情况。观此，张仲景对表证愈期的推断是一方面，最终还要结合脉证。

三、需要准确理解的几个概念

前论寒热、阴阳，后以日数煞尾，联系上下条文语境，此条具有怎样的结构意义？鉴于此条涉及"寒热""阴阳""六七日"等关键词及其相互关系，详细分析以求得准确理解十分必要。准确理解是针对概念的规定性而言，目的是对辨证的把握，这就要强调概念的运动。试析如下：

"发热"在《伤寒论》中凡74见，以邪犯太阳见证最多（包括太阳少阴两感如第92条），是外感病之最普遍的共性反映；"恶寒"亦多属邪在太阳见证，为风寒束表阳气不能温煦所致。此发热与恶寒并见，则发热为外邪初犯于表而表阳充斥的反映，而恶寒亦为外邪束表的反映。且发热在前，尤突出了正气抗邪达表之势，故"病有发热恶寒者，发于阳也"，这个"病"同样可以指一切外感热病，就热型言，阳明病是发热不恶寒，少阳病是往来寒热，独太阳病是发热恶寒并见，故这个"阳"是指太阳无疑。"发于阳"即病从太阳而来。此条第一个"病"字，与"阳""阴"属同一范畴并列关系的表达。

"恶寒"在《伤寒论》中凡41见，其中表证27见，里虚寒证11见，"无热恶寒者，发于阴"，这个"无热"不是指"或未发热"，否则此条就失去存在的意义，何况"或未发热"本身也不等于"无热"。据热之有无判断病之阴阳，于理甚明，在同具备"恶寒"的前提下讨论发热与无热，十分明显，一是强调太阳表证之表邪初犯阶段，二是强调体质因素，即感邪后的机体抗病能力。我认为，这是本条的基调，进而这里的"发于阴"，明显是指太阳之里"少阴"言。尽管少阴病有寒化热化之异，但就外邪初犯而言，则"无热恶寒"无疑是少阴本证（抗病力低下），故"发热恶寒"与"无热恶寒"，是讲太阳少阴各自的规定性，是言其常。

"无热恶寒"并非就是里虚寒证，若仅以表里分阴阳，则意义局限，且与条文前后文义不相联属。仲景文章不会有此疏漏，尤其太阳开篇这几条。此条以寒热别阴阳，即以机体感邪后的反映状态作为划分阴阳的标准。病均在表，由于体质的因素，就有病从太阳或病从少阴而来之异。对于外感表证，由于受病体质的差异而有阴阳不同，"发于阳""发于阴"，既是指受病之体的虚实状态，又包括了机体反应性的强弱（衰减、亢奋）。太阳经气充盛，抗邪达表力强，必表现出"发热恶寒"之太阳病；少阴本热不足，影响太阳之标阳不充，无力达表抗邪，必表现出"无热恶寒"之少阴病。是一以太阳为来路，一以少阴为来路，则临床表现各异。

此条"无热"意蕴颇丰，感受的外邪与太阳病同，但"气同病异"，因受病之体有差异，本有里虚寒证复感外邪，自然是"无热恶寒"，亦即"虚人感寒"，其表证的意义是存在的。仲景用"发于阴"做判断，这里的"阴"指受病体质，但有表证，所以才有"六日愈"的外感病愈周期。试想若是单纯的里虚寒证可能"六日愈"吗？

至此，我们再看起首"病"的含义："发热恶寒"其病在表属阳，"无热恶寒"提示机体反应性低下，其病属阴。据发热之有无判断体质之强弱，即"实则太阳，虚则少阴"。然不论发于阳或发于阴，病皆在表，故起首的"病"是指外感病。

四、此条文法结构的意义

本条排序第七，前承温病之变，后启太阳病传之治，从文法结构上提示我们，"太阳病，头痛至七日以上自愈"句，颇与本条"发于阳者七日愈"吻合，前已述及。故"发热恶寒者发于阳"，发热与恶寒并举，显指太阳表证，反映出正邪交争于表是积极的态势。从表证的角度看，此条亦是对第1～3条的小结。

至于下句"无热恶寒者发于阴"，行文上本属对举法。"无热"貌似闲笔，但与恶寒并提，就有重要的辨证意义。太阳表证之恶寒，自寓发热在内，此言"无热"，且置于"恶寒"之前，既规定了"恶寒"的表证意义，又凸显了感寒的体质因素。即"无热"属抗病力衰减，正气无力达表与邪争，且外邪直中于里，所以，"发于阴"乃特指来自于少阴病。因其从表而入，亦必待六日正气来复而由里达表、由阴出阳之期，邪退而恶寒除，阴阳调和而愈。

所以本条之病"发于阳"与"发于阴"，是讲人体由受病（潜伏期、前驱期）到出现临床症状（症状明显期）这一过程的机体反应状态（强弱）。

五、"六""七"日数的解读

"六""七"日数是进一步给此条的"阴阳"指向以明确的划线，含义有二。

一是日数提示此条阴阳主要是在外感病大前提下划分的，有受慢性病因素的影响（如无热恶寒），但本身并非讨论慢性病。而是就外感表证讨论阴阳，所以才有"六日愈""七日愈"等较为固定而短的周期。联系上下文，此"六""七"之数当与"六经周尽"之经气运行有关。

二是强调"阳数七，阴数六"当有深一层的文化内涵。考《素问·阴阳应象大论》云："水火者，阴阳之征兆也；阴阳者，万物之能始也。""能始"即生成之元始。这"生"与"成"用数字表达，则"六""七"乃出于河图之数。即"天一生水，地六成之"，"地二生火，天七成之"，是以水火定阴阳，则太阳寒水与少阴真火"生成"转化自寓其中。故表现为水火之成数（六、七）的愈期，实与水火之生数（一、二）直接相关。

中国古代先民对数字的崇拜具有丰富的文化内涵，河图洛书是其重要的组成部分，数字的本源意义多出于此。河图的天地阴阳，十数化生五行，一水居北，二火在南，三木居东，四金在西，五土位于中央，显示出一年的阴阳消长变化，由北而东而南而中央而西的五行相生。其中水数一，得土数五而为六，故以六为水之成数；火数二，得土数五而为七，故以七为火之成数。

"天一生水"反映出太阳本寒之气的特性，火交于水化为气。少阴真火不足，则太阳热力无由，表现为无热恶寒，值六日自成之期而病愈。

"地二生火"反映出少阴本热之气的特性，少阴热气治之，中见太阳，而成太阳标阳之气，故表现为发热恶寒，值七日自成之期而病愈。

因七为奇数属阳，六为偶数属阴，所以说"阳数七，阴数六"。则六、七日含有以水、火定阴阳之义，取类比象以明太阳少阴生理之转化，总得天地交媾而万物生成，即天生地成。柯琴云："寒热者，水火之本体；水火者，阴阳之征兆。七日合火之成数，六日合水之成数，至此则阴阳自和，故愈。"这里笔者想补充一点的是，讲河图生成数（合数五十五）是讲顺向左转五行依次相生，即水生木→生火→生土→生金→生水；讲洛书方位数（合数四十五）是讲逆向右转五行依次相克，即水克火→克金→克木→克土→克水。河图数与洛书数，有阴阳之异同，两者相合为一百之数，则又见其一数之始生，因而天地之数无穷尽矣！它的意义在于为医者拓展临证思维，包括对张仲景制方用量本原的思考。对此，近代杰出的中医学者李阳波先生经过详细研究《伤寒论》方药剂量，认为："张仲景用药按洛书，药量按河图，此为《伤寒论》之真谛。"（《李阳波伤寒论坛讲记》，李

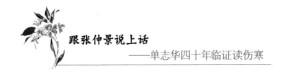
坚等整理）这一见解当引起我辈的思考。先生崇古而知新，一反陈陈相因之论，每发真知灼见。他将运气学说与《伤寒论》方剂体系进行了有机结合——这是一个了不起的创造！未来中医的路怎么走？我们不必急于回答这个问题。但作为扎根于华夏传统文化土壤的一个重要分支，中医文化生态的绵延持久是不容质疑的。关键是吾辈学人如何扎实地继承与深入地消化经典（包括思维视角的变化与思维模式的延伸），这需要积淀、定力、视野，更需要境界……

第六章　论太阳病经尽自愈

【原文】

太阳病，头痛至七日以上自愈者，以行其经尽故也。若欲作再经者，针足阳明，使经不传则愈。（8）

【读法释要】

一、"经"字凡三见耐人寻味

此条仅36字，但"经"字凡三见，且以"针足阳明"作陪，故"经"指经络毋庸置疑。以"太阳病"冠首，则"头项强痛"自寓其中，故"头痛"属足太阳经气郁滞为是。仲景继承了《素问·热论》所云："巨阳者诸阳之属也，其脉连于风府，故为诸阳主气。人之伤于寒也，则为病热。"又云："七日巨阳病衰，头痛少愈。"可见仲景此条与《素问·热论》所言不仅高度吻合，而且再次印证了太阳病与经脉的关系。这是不争的事实！同时，此条紧承上条，是对上条"发于阳者，七日愈"的举例说明，亦是对表证愈期问题的再次论述。"发热恶寒"已详于前，"头痛"一症同样有提出讨论之必要，也是从日数愈期上对提纲"头项强痛"症的确认。太阳病头痛"七日以上自愈"与"病发于阳七日愈"时间周期相同，为正气外达而邪退的预期。此条是对第1~3条及上条的小结与补笔，亦是对第4~5条传经的一个补充说明。

二、此条在伤寒布局的位置

为了叙述的方便和准确地把握此条语义，先对比分析如下。

应当清楚，一门学科的产生，其科学价值的确定，必须遵循两条原则，一是客观实践性，一是历史性。换言之，它既要保持与客观实际的不断接触，又必须与人类已经积累起来的理论体系保持联系。张仲景的《伤寒论》做到了这样"两个保持"：他不但接受了《素问·热论》提出的热病理论框架，而且把它作为构筑《伤寒论》的一个叙述逻辑起点和一条原则置于太阳开篇，进而将其实践性贯彻到底。故在伤寒总体布局中起到举足轻重的作用。

《素问·热论》云"七日巨阳病衰，头痛少愈"，与《伤寒论》"头痛至七日以上自愈"如出一辙，对此种"自愈"的机理，仲景解释为"以行其经尽故也"。一日太阳受病，七日病衰，七日以上自愈，为一个周期。观三阳三阴受病，由受病到病衰为六日周期节律。如果其病"不传"，则太阳病经过六日即可自愈。若于太阳病发的第二或第三天，不见阳明、少阳证者，为"不传"；"若欲作再经者"，即太阳病按周期"至七日以上"而不愈（"过经不解"）者，进入第二个周期（"欲作再经"），则太阳仍有欲传阳明之势。故"针足阳明"以防病传。

揣摩"七日以上自愈"，则七日之中，邪气仍在太阳经可知；太阳主表而表莫高于头，"头痛至七日以上自愈者"，是指太阳表邪的自然病程当在一经周尽（六日）后，值第七日太阳主气，随太阳主开而自愈。柯琴认为："七日，乃太阳一经行尽之期，不是六经传变之日。岐伯曰'七日太阳病衰，头痛少愈'，有明证也。故不曰传足阳明，而曰'欲作再经'，是太阳过经不解，复病阳明，而为并病也。针足阳明之交，截其传路，使邪气不得再入阳明之经，则太阳之余邪亦散。"（《伤寒来苏集》，柯琴著）

所言"太阳一经行尽之期"，是指病理上邪气在太阳本经至七日行尽之期；所言"不是六经传变之日"，即不是生理上六经日值一经，至六日六经周尽之日。柯琴是一位少有的治学头脑健全的学者，所言甚是！考《脉经·卷七·病可刺证第十三》曰："太阳病，头痛，至七日，自当愈，其经竟故也。若欲作再经者，当针足阳明，使经不传则愈。"有人以"康平本"此条为"追文"，便认为"宋本"此条"非原文"，因而得出六经"为经络之证据自不能成立"的结论，实属一叶障目，舍本逐末！观《脉经》此条自明矣。

三、以"六"为周期的意蕴

仲景把自愈的机理解释为"以行其经尽故也"，语义逻辑的因果关系完整，本意是指正邪交争于太阳本经，太阳抗病力强，病邪行其太阳本经六日自尽，待七日"阳气来复"而病愈。观《热论》三阳三阴，一个明显共有的规律就是：不论三阳还是三阴，从受病到病衰均以六日为一个周期。为什么以"六"为周期？这是三阳三阴六经内在的生理机制顺应自然阴阳消长的特定时间方位所决定，表现出六日经气运行的周期。推而广之，是《素问·热论》"七日巨阳病衰……八日阳明病衰……十二日厥阴病衰"所反映出的内在共有的病愈机制；而"行其经尽"的含义，谓在表之邪气自行太阳本经已经行完。说明机体的调节机制尚好，并未因太阳受病而受到干扰。太阳受病，或邪尚轻浅，或机体抗病能力较强，未影响到经气的正常运行，至七日经气复至于太阳（七日阳气来复）顺应太阳主开之势，助正祛邪而豁然病愈。此句话与"传经"无直接联系，"传经"本属生理范畴，为病之后，太阳病既可自行其本经（机体抗病力强），亦可借助生理之"传经"而循经内传（机体抗病力弱）。由此可见，仲景这句话是对《素问·热论》三阳三阴病衰所反映出的内在本质的深刻揭示，也是对三阳三阴生理共性的高度概括。

四、对"若欲作再经者"六字的把握

此六字是揭示另一层意蕴，指太阳经既是受病之所，又是病传的载体与路径。"欲作"反映出表证未解，正气欲与邪争但势头已减的状态；"再"，第二次；"经"，名词活用做动词，即承上句"行其经"之省文。此句当解为："假如要出现第二次经气运行周期的情况。"在太阳病七日以上出现第二个周期，意在言外属"到经不解"，机体抗病机能随经气的运行仍然存在，所以这"第二次经气运行周期"已缺乏走到自身病愈的能力这一步，正是在这种正气欲争不能、欲罢不忍的情况下，仲景提出"针足阳明"，目的是"使经不传则愈"，可释为"使经气不能运载病邪传入阳明则愈"。强调"针足阳明"，当针何穴？宜取足阳明胃经合穴足三里，"合主逆气而泄"，且健运中土，运化水谷精微。盖胃为水谷之海，胃气充实则邪不内传。显然，六七日是一个特定时段，此条一是强调太阳病自愈之期（七日），一是明确了经络受病，举太阳经为例，亦是对太阳提纲证的一个补充。

五、准确理解"使经不传"四字

此四字语法上是"不传经"的使动用法，即使宾语"经"怎么样。则"经"在这里首次与"传"发生联系，具有病传载体的意义。"伤寒一日，太阳受之"，即太阳感受病邪，太阳经为载体。明乎此，再看第4、5两条，"一日、二日、三日"与"太阳、阳明、少阳"对应，是《素问》的框架；如果二日、三日证见阳明、少阳，按照"六经周尽"的规律，可见"八日阳明病衰""九日少阳病衰"，从太阳病的角度看即为"传"。因二三日证见阳明、少阳，就等于打乱了太阳病"六经周尽"的规律，就不会有"七

日以上自愈"的结果。原因就在于"传"。这个"传"有严格的顺序，它首先是按照太阳→阳明→少阳→太阴→少阴→厥阴病传之序；其次是从太阳与少阴、阳明与太阴、少阳与厥阴表里两经相传。其理论源于"天之序"，即在天之三阴三阳（详见《素问·六微旨大论》中的六气之序）。张仲景运用《素问》六气理论作为《伤寒论》的结构框架，在此基础上知常达变，由生理寻到病理，构筑出《伤寒论》特有的融入了丰富多彩的辨脉证内容的三阳三阴理论体系，这是一个伟大的创造！若太阳经气不足，病邪自太阳之表，沿六经经气运行而内传。可见这个"六经周尽"，既是三阳三阴共有之生理运行系统与自身调节机制，又是随六经受病之特点而有特定含义；既是助正祛邪的防线，又是病传的路径。

总之，三阳三阴经络之气循经依次运行，是为生理之常；若经气不足，感邪后不仅不能助正祛邪，反而成为病邪的媒介循经而入，才可出现"传"，表现为"某经受之"而发病。故"传经"即病邪传入某经而受病，这个"经"在这里是有特定节律的，是以六日为一运行周期，而这个"六"是以三阴三阳为依托，包括经络又不限于经络之形，通过脉证把握受病之体的功能状态。

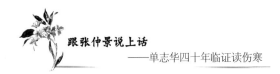
第七章　对"欲解时"的分析探讨

【原文】

太阳病，欲解时，从巳至未上。（9）

【读法释要】

一、对六经病欲解时的困惑与顿悟

前述六经为病之传变与愈期，而每日之内，亦有六经各自的主气之时，即其气旺盛之时。人体自身的调节系统对外界规律的适应不是被动的，病情的好转与恶化、病势的进与退，在一定程度上与昼夜变化息息相关。太阳经气上借督阳下借肾阳，为诸阳所系，以昼夜言，"巳至未"即午时正中，"日中而阳气隆"，值太阳气旺，则病可值时欲解。这样的解释于理可通，但感觉空洞无物。《伤寒论》六经名篇，每一篇都有个"欲解时"，这个问题可以思考：张仲景的六经病欲解时，为何每一经必占三个时辰？而且三个时辰的六经配属显然不平均，三阳经占九个时辰，三阴经却只占五个时辰，其中必有缘由。后来在我详细推导十天干化生五运的过程中，因必然涉及太阳周年视运动，二十四节气中的"二分""二至"，某一天竟触类旁通地发现"每一经必占三个时辰"的所以然！从而证明了张仲景创立的六经病欲解时具有和运气学说一样的天文背景——这让我惊喜不已！因太阳病欲解时在基本原理上与阳明、少阳、太阴、少阴、厥阴病欲解时是一样的，故这里集中探讨。

二、"时相辨证"临证点滴

需要明确的是，六经病欲解时同样是以运气理论为根基的（后有详细论证）。运气理论的五大要素：中运、司天、在泉、主气、客气。这不是玄学，而是一套独立的诊病识证方法。欲明此种学问，需要学习运气学说相关的基础知识（包括诸多基本概念及其相互关系），这是需要长期下功夫才能具备五运六气时相辨证的实际运用能力。但有一种比较简单的干支演算可作为临床入门阶段，即根据一个人出生的时相，一个发病的时相，两者结合起来，继而运用与年、月、日、时（日上起时）相对应的干支变化，恰当地推算出一个人的"干支体质"与病机特点，判断其五运六气的太过与不及，而施以"补其不足、损其有余"的治法。尤其对运用常规辨证论治疗效不稳定甚至未能见效时，不妨拓展一下思路，运用"时相辨证"，有针对性地"纠正"其偏，往往会产生意想不到的效果。也可认为是常规辨证论治以外一个"备用"的治疗思路。现举两则病例。

病例一 某女，58岁。

主诉：双膝关节肿胀疼痛加重1个月。

现病史：膝关节肿胀疼痛、左膝尤重，怕冷，双足冷，入夜疼痛难以安枕，伴大便干燥，2～3日一行，无明显胸闷胸痛，口中和不欲饮，舌质嫩红苔稍腻，舌下小有瘀，脉寸细尺沉弦无力。

先辨证予济生肾气丸与桂枝茯苓丸合方加减内服，强腰补肾化瘀通络，配合温经止痛药液足浴蒸膝一周，痛稍减，疗效一般。

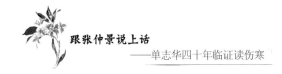

既往史：冠心病心梗病史，心脏支架（3个）术后半年。

改用时相辨证：

生辰干支——1962年9月3日，壬寅年 己酉月 甲辰日 丁卯时。

就诊干支——2020年5月30日，庚子年 辛巳月 癸酉日 己未时。

时相辨证：综合分析两组干支可知，患者壬寅年出生，壬为木运太过之年，寅为少阳相火司天，厥阴风木在泉。故属肝木（壬丁化木，巳属厥阴风木）太过体质。木克土，脾土（甲己化土，两个"己"为土运不及）不及，且病时水（辛）火（癸）均不及，患者9月3日出生乃四之气，寅年客气为阳明燥金，主气太阴湿土；属阳明燥金太过（酉卯酉），易致肺与大肠津液虚亏，故大便干燥；另一方面，太阴湿土壅滞，湿为阴邪，其性下趋，且湿留关节。《素问·生气通天论》云："阳气者，精则养神，柔则养筋。"年近六旬，在上心火虚衰，阴来搏阳，血脉瘀阻，诱发心梗；在下阳虚则失濡失养，寒湿流注，筋脉瘀滞，故见膝痛足冷，值庚子金运太过之年（金侮火）而加重。证属本虚标实。

治疗：宜针药并用。取足太阳膀胱经合土穴委中，三棱针点刺放血，化瘀行水并泻土之壅。患者针后即感觉轻松。继以补心火温通阳气，泻阳明祛瘀通便，兼顾交通心肾为疏。

处方：桂枝附子汤合下瘀血汤加减：

桂枝10g	炮附子10g（先煎）	炙甘草10g	生姜10g
大枣15g	酒大黄10g	桃仁10g	川牛膝20g
生龙骨25g	生牡蛎25g	火麻仁30g（打碎）	木香8g

7剂，日1剂，日3服。

反馈：服药1周，膝关节肿痛明显改善，大便恢复正常。服药至第2周，一般活动较自如，入夜睡眠已无痛。遂将炮附子减至6g，继服1周巩固。后随访自觉尚好。

病例二 某女，37岁。

主诉：胸闷气短间断发作8个月。

现病史：患者自2019年9月出现胸闷气短，每于情绪波动或说话时间长（配音工作）而发作，自述吸气明显变浅。曾去医院行超声心动检查与血清肌酸激酶化验均未见异常。后来中医门诊经笔者治疗，曾辨证给予桂枝甘草汤、栝楼薤白桂枝汤、甘麦大枣汤、逍遥丸、七味都气丸等交替加减治疗，均有疗效，但不稳定。后因突发公共疫情而中断治疗。

既往史：否认冠心病史及家族史。长期月经量少。

刻下症：胸闷气短，自述总想深吸气，精神紧张时明显，安静或睡眠不受影响，伴经常偏头痛，乏力，月经量少，口渴。舌红稍暗苔白，脉细滑稍弦。改以时相辨证。

生辰干支——1983年3月3日，癸亥年 甲寅月 庚寅日 己卯时。

就诊干支——2020年6月6日，庚子年 辛巳月 庚辰日 癸未时。

时相辨证：综合分析两组干支可知，患者癸亥年出生，癸为火运不及之年，亥为厥阴风木司天，少阳相火在泉。3月3日出生乃初之气，亥年客气为阳明燥金，主气厥阴风木。故患者的六气，阳明燥金（卯）、少阳相火（寅寅）和厥阴风木（亥巳）均太过，值庚子年天时的影响，必然风火相煽，故经常偏头痛，精神敏感，情绪易波动；相火妄动，阴血暗耗，故月经量少；燥金太过（庚庚庚），肺燥津伤，故口渴喜饮；日久肺之气阴两伤，宗气不足，肺朝百脉失调，故时时胸闷气短。

患者癸亥年出生，乃火运不及之年，系君火不足体质，值庚子年燥金太过反侮心火，也必是胸闷气短的一个重要的天时因素。

治疗：益宗气养阴生津，补君火清金抑肺。

处方：生脉散合桂枝甘草汤加味：

太子参20g	麦冬30g	五味子30g	桂枝15g
炙甘草20g	北沙参50g	石菖蒲15g	甜葶苈15g

7剂，2日1剂，日2次，连服2周。

反馈：服药1周患者即发微信说"这周没有胸闷气短，感觉特别好"。然第2周仍时不时小有气短，但程度减轻。

二诊：于上方去太子参，易生晒参10g，加黄芪30g。补元气固宗气，4剂，仍2日一剂。药后自觉疗效稳定。遂停药三周。后微信随访，回复"感觉挺好的"。

以上所举实例，其运用方法属于初期的入门阶段，目的是启发一种治疗思路。笔者这里要说明的是，欲掌握五运六气时相辨证的实际运用能力，必须对运气学说的诸多基本概念及其相互关系了然于胸，而且需要"知常达变"，具备变通能力，除了学习"运气七篇大论"的重点内容外，还要对《素问》的"遗篇"，即"刺法论""本病论"下功夫研究，特别是对疫病的预测、预防上，对"天地迭移，三年化疫"规律性的把握上，对运气学说上下升降迁正退位的变化上，"遗篇"都是必读的经典。

学习运气学说要从最基本的干支入手。

五运用十干表示：五运中的大运（亦称中运、岁运），甲己之年化土运，乙庚之年化金运，丙辛之年化水运，丁壬之年化木运，戊癸之年化火运；主运全年分为五步运行，即春木运、夏火运、长夏土运、秋金运、冬水运，是固定不变的，年年如此。变化的是客运，如客之往来，岁岁变更，故名。客运随每年的大运（中运）而变化，以大运为初运，依五行相生之序，分作五步，用以反映每年气候变化的太过或不及。

六气用十二支表示：分别为巳亥主厥阴风木（初之气），子午主少阴君火（二之气），寅申主少阳相火（三之气），丑未主太阴湿土（四之气），卯酉主阳明燥金（五之气），辰戌主太阳寒水（终之气）。六气亦分主气、客气，主气即主时之气，依木火土金水五行相生之序，分成六步，每步主四个节气，四六二十四节气；客气亦分六步运行，随年支的不同而变化，形成司天、在泉、左右间气的六步运行。客气与主气是天气与地气的关系，二者结合起来叫客主加临，客主加临形成相生或同气者为顺，即相得者主气候正常，在人则不病或少病；若客主加临形成相克关系者为逆，即不相得者主气候异常，在人则易患病（详见笔者整理的《单玉堂子午流注与灵龟八法讲稿》"五运六气干支体系述要"一节。限于本书主旨，此不赘述）。

三、确立《伤寒论》"时间治疗学"格局

仲景在《伤寒论》中首先提出了"六经病欲解时"，这是一个伟大的创举！它是从日周期昼夜阴阳消长上预测疾病的变化趋向。仲景六经名篇每篇一条，并由此涉及特定时间概念与日数的条文多达99条（太阳篇43条、阳明篇18条、少阳篇4条、太阴篇2条、少阴篇15条、厥阴篇15条、霍乱篇1条、阴阳易篇1条），从而确立了《伤寒论》时间治疗学格局（详见笔者的《"伤寒论"日数原文解析》）。在《伤寒论》全书中占有不可忽视的比例，必须加以重视。然实事求是地讲，历代学者对《伤寒论》以"六经病提纲证"为首的辨证论治研究颇多，而对以"六经病欲解时"为中心的时间辨证研究甚少，甚至斥其为"玄虚""约略之词"置而不论。由此造成伤寒学术研究的失衡，我以为大失仲景本意。

《素问·宝命全形论》云："人以天地之气生，四时之法成。"中医学认为，机体的生命活动是最复杂多变的动力体系，人是自然的产物，人体内环境与自然外环境二者的关系是统一的，在外界环境影响下形成的机体（所谓"人禀五常，以有五脏"），不能离开"暑往寒来"六气而独立存在。人体对外界规律的适应不是被动的。研究证明，这种适应来自人体本身的调节系统——"节律"。事实上，依赖于时间的人体生理病理学过程很是普遍。迄今为止发现，人体内存在着几十种周期，如人的体温，具有同太阳日紧密相关的节律性变化，脉搏每天清晨最为平稳，证明了古人说的"诊法常以平旦为纪"之理；人的呼吸、血压、血糖、排尿量和尿的化

学成分、凝血时间和血液成分、肝糖原的合成和胆汁的分泌、直肠温度、眼内压和瞳孔的对光反射等，都有昼夜周期性的改变，像人体代谢消耗、经络电势、激素分泌量等也都在一昼夜中有波动，是为似昼夜交替的节律。此外，人体还存在着月周期、年周期乃至更长的周期节律，如体重增减大约在一年周期内反复出现；女性的月经周期是普遍存在的，女性发育在二七（14岁左右）至七七（49岁左右），人体便产生代表生育能力的物质——天癸，它的周期与古代计月的太阴月一致，是一月一次。之所以称为"月"，就是确切地认识到了月经与月相变化相关联的生理现象。

从疾病角度看，《灵枢·顺气一日分为四时》篇云："夫百病者，多以旦慧，昼安，夕加，夜甚。"古人的这种认识是通过大量医疗实践总结得来。有些疾病，发作期和间歇期交替出现，就是周期性疾病，如周期性发热、周期性腹痛、周期性关节痛、周期性呕吐、周期性瘫痪等。某些疾病在一天中的一定时段易于发作，笔者在临证中经常见到。如某女性溃疡性结肠炎患者，每天下午4点以后开始腹胀腹痛，酉时尤重，腹泻3～5次不等，晚7点以后逐渐缓解，天天如此。用她自己的话说："太阳一落山，我就来病。"还有，某些风湿病患者，其症状周期也是长短不一。所以，人体在发病时的节律周期同样有着几小时、几昼夜、几星期，甚至若干年的变化，变化幅度从一个太阳日到几个或更多个太阳日。

作为"龙头"的《伤寒论》太阳上篇，张仲景在第7、8、9、10一连四条，再三强调"六日""七日""巳至未""十二日"，其人体周期（节律）指向十分明显。讲《伤寒论》的时间意义，就是要首先承认人体节律的客观存在。人体生命过程是按照"生长壮老已"的规律循环，是阶段性和连续性的统一，是多个不同节律周期的组合交替的过程。《伤寒论》用近百条篇幅探讨人体在疾病状态下的时间日数（包括昼夜节律与一周再周节律）变化，而以六经病欲解时的格局集中体现出来。这是仲景留给后人一笔宝贵的"时间辨证"遗产。

四、"欲解时"产生于五运六气

讨论《伤寒论》六经病欲解时，不能脱离开它的理论框架，不能只见树木不见森林。《伤寒论》就总体上的时间周期言，它的"森林"当包括五运六气。五运，指十天干化合木、火、土、金、水五行的运动，表达来自宇宙天体信息能量场的变化规律；六气指十二地支客主加临厥阴风木、少阴君火、少阳相火、太阴湿土、阳明燥金、太阳寒水的六气属性，表达地球绕太阳公转形成一年二十四节气的六大气候特征；五运六气是天地之气"动静相召，上下相临，阴阳相错，而变由生"的关系，人产生于天地间，禀赋自然界五运六气的规律，则人体五脏的功能便相应产生。这就是"天人合一"的宇宙生命观。

具体到《伤寒论》的六经病欲解时，其时空背景不仅据太阳周年视运动划分出二十四节气，且据太阳周日视运动而生出十二时辰的时刻制度，即把一昼夜分成子、丑、寅、卯、辰、巳、午、未、申、酉、戌、亥十二时辰。这种年周期和日周期的十二划分法是天体运动规律的反映，这种规律必然要通过中医所谓"气化"的形式影响人体，恰如《灵枢》所言："春生，夏长，秋收，冬藏，是气之常也。人亦应之。"分析《伤寒论》中十二时辰、患病日数及特定时间概念的近百条原文，就会发现这里面贯穿着一条线——节律，日周期（昼夜）节律、六日一周、再周（十二日）节律；《平脉法》与《伤寒例》中更记载月周期、年周期、四季（四时）节律，还包含着运气节律（五日为一候）等。在这方面，《伤寒论》与《内经》同样存在着传承关系。这个不是玄说，而是很有实际意义。

此外，《灵枢·岁露》篇以黄帝请教少师的形式回答何谓"三虚三实"："乘年之衰，逢月之空，失时之和，因为贼风所伤，是谓三虚……逢年之盛，遇月之满，得时之和，虽有贼风邪气，不能危之也，命曰三实。"像这些经文我们学习《内经》时要分外留意，准确地说与我们的日常生活

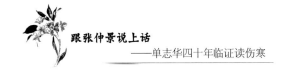
是息息相关的。比如这个"三虚"对于怀孕的消极影响，某些先天智障儿童，父母都是健康的正常人，又找不出类似家族遗传病史，不妨要考虑考虑"天时"的因素，尽量避开"三虚"受孕。明乎此就可以计算好日子而有意识地选择"良辰吉日"。

汉末张仲景"勤求古训"而深悟此道，进而运用周期节律来认识外感热病，从太阳寒水切入，云："太阳病，头痛至七日以上自愈者，以行其经尽故也。""病有发热恶寒者，发于阳也……发于阳者七日愈。"这个"七日自愈"节律，与《易经》复卦"亨，出入无疾，朋来无咎；反复其道，七日来复，利以攸往"有没有联系呢？要知道复卦所说的"七日来复"，如果探究其本义，同样出自上古天文、历法，北斗七星。这就颇耐人寻味了。

五、"欲解时"每一经各占三个时辰的天文依据

六经病欲解时是表现在三阳三阴特定时间方位的阴阳消长周期节律形式上，这也恰恰说明人体存在着多种形式的生命节律，既有生理性的，也有病理性的。《伤寒论·伤寒例第三》开篇即列出"四时八节二十四气七十二候决病法"北斗斗柄指向表，并谆谆告诫："二十四气，节有十二，中气有十二，五日为一候，气亦同，合有七十二候，决病生死。此须洞解之也。"在以大段篇幅详细论述了二十四气的阴阳消长后，还特别强调了"二至""二分"的阴阳特征，请注意：这正是六经病欲解时每一经必占三个时辰的客观根据。其云："是故冬至之后，一阳爻升，一阴爻降也；夏至之后，一阳气下，一阴气上也。斯则冬夏二至，阴阳合也。春秋二分，阴阳离也。阴阳交易，人变病焉。此君子春夏养阳，秋冬养阴，顺天地之刚柔也。"所以笔者认为，分析六经病欲解时当以此天文历法为出发点。张仲景用十二时辰来确立六经病欲解时，则有着时间与方位的双重含义。鉴于需要涉及天文历法的诸多概念，如北斗、斗建（斗柄所指）、十二辰、

十二支与二十四节气的关系及其推论等，笔者的《中医传承思辨录》中有专文论述。这里仅就六经病欲解时每一经各占三个时辰的所以然，简要叙述如下。

　　四季的形成是地球绕太阳公转一周，从一个位置逐渐移到另一个位置，从而产生春夏秋冬依次变化的现象。当太阳周年视运动分别位于黄道和赤道的两个交点——春分点（卯）和秋分点（酉）时，南北半球得到的太阳光热相等，各地昼夜长短相等；春分后，太阳视运动始过黄道的春分点，光热由赤道北移，北半球接受太阳光热渐渐加强，昼长夜短，阳长阴消，直到阳气盛极的夏至（午）；秋分以后，太阳视运动始过黄道的秋分点，光热由赤道南移，北半球受太阳光热渐渐减弱，夜长昼短，阴长阳消，直到阴气盛极的冬至（子）。据考证，二十四节气在我国形成的历史可追溯到殷商时代，至西汉初期始有了完整的二十四节气。所以，东汉末年的张仲景在其著述中明确提出六经病欲解时，每一经各占三个时辰，正是四季阴阳消长的量化反映，是源于太阳的周年视运动，根据春夏秋冬日出日落的时段提出的。请看：每年的春分、秋分都是昼夜相等、阴阳平衡时段，太阳出于卯而入于酉；春分以后，阳长阴消，夏至则阳气盛极，昼长夜短，太阳出于寅而入于戌；秋分以后，阴长阳消，冬至则阴气盛极，昼短夜长，太阳出于辰而入于申。正是太阳的周年视运动，决定了日出的时空，不仅仅在于卯上，而是寅至辰上；日入的时空，也不仅仅在于酉上，而是申至戌上。这恰恰反映出全年阴阳互为消长的特点。《灵枢·顺气一日分为四时》篇云："春生、夏长、秋收、冬藏，是气之常也，人亦应之。以一日分为四时，朝则为春，日中为夏，日入为秋，夜半为冬。朝则人气始生，病气衰，故旦慧；日中人气长，长则胜邪，故安；夕则人气始衰，邪气始生，故加；夜半人气入脏，邪气独居于身，故甚也。"张仲景正是按照"以一日分为四时"的思路确立六经病欲解时的时空方位，因而六经病欲解时就不仅适用于日周期昼夜节律，严格说还适用于月周期和年周期节律，特别是某些带病延年的老年病、慢性病，同样存在六经病欲解时的节律。

六、"欲解时"强调天阳与人体阳气的互通

观六经病欲解时各经病所占有的时辰方位，一个突出的特点是强调天阳与人体阳气的互通性，是为疾病欲解的必要条件。《素问·金匮真言论》云："平旦至日中，天之阳，阳中之阳也；日中至黄昏，天之阳，阳中之阴也；合夜至鸡鸣，天之阴，阴中之阴也；鸡鸣至平旦，天之阴，阴中之阳也。"昼夜周时，阳主昼，阴主夜。"天之阳"即卯至酉，"天之阴"即酉至卯。同时阴阳之中又各有阴阳：昼时卯至午为阳中之阳，午至酉为阳中之阴；夜时酉至子为阴中之阴，子至卯为阴中之阳。因此，"子午卯酉"作为相互联系又各自不同的阶段性标志，构成十二时辰阴阳消长变化的昼夜节律周期。观六经病欲解时的规律：阳经病均在阳时（九个时辰）欲解，阴经病均在阴时（五个时辰）欲解，而阳时中的三阳各自独立，阴时中的三阴相互重叠，则依阴阳消长的多少又各具特点。我们先归纳一下"欲解时"：

太阳病欲解时，从巳至未上（9～15时），中心时午。

阳明病欲解时，从申至戌上（15～21时），中心时酉。

少阳病欲解时，从寅至辰上（3～9时），中心时卯。

太阴病欲解时，从亥至丑上（21～3时），中心时子。

少阴病欲解时，从子至寅上（23～5时），中心时丑。

厥阴病欲解时，从丑至卯上（1～7时），中心时寅。

如此则一目了然。再做具体分析：

太阳即阳之巨大者，太阳经气上借督阳下借肾阳，为诸阳所系。太阳主开，阳中之太阳通于夏气。以昼夜言，巳至未即以午时为正中，"日

中而阳气隆",人体太阳经气值天阳旺盛之时而充于外,则病可值时欲解。需要明确的是,欲解不等于已解,只是利于病愈的一个客观条件,而且还要在太阳病六七日的周期节律上,医者不失时机地运用汗法,则值时而解。当然,如果是太阳病初得,正邪交争于表,值巳至未上,则诸症加重,亦不可不知。

阳明即二阳合明,茂盛之义。阳明居中主土,而土旺于申酉戌;以昼夜言,申至戌即日晡时,此时天阳西下,阳气下降、渐收渐阖,在人体而言,符合阳明主降、主收、主阖生理特点。阳热内收而表现出里热实证。若阳明经病值时欲解,为医者借阳热内收主里之时,顺其病势施以清热生津之治;阳明腑病正邪交争于胃肠之里,更见潮热谵语者,于酉时前后因势利导,及时以硝、黄攻下之。故医者亦当掌握病时,助其解或防其变。

少阳者小阳也,为春木之气所发,出于寅位。以昼夜言,日之初出犹如春气初发,故寅至辰为少阳气旺之时,少阳病欲解于此时,则内郁之相火借其初生春阳之气而和顺拂畅,转枢外达而和解,如小柴胡主少阳枢机之治也。

太阴为脾阴之脏,五行属土,六气主湿,脾为阴中之至阴,故太阴即阴之盛大者。以昼夜言,太阴生于酉时,至亥时小盛,至丑时盛极,其中心时辰是子,"子时一阳生",阳从内生,故太阴病可值本经气旺之时而欲解。太阴脾为至阴之脏,病则"当温之,宜服四逆辈"。太阴病的亥至丑上,以干姜温里使得脏寒温暖。从阳明的申至戌阳气开始收敛,到太阴的亥至丑阳气内收已极,天阳之气的内收达到极致。所以,阳气先内收再生发,否则生发无由。

少阴病属肾阳虚衰、心肾水火不交。少阴肾为水脏,水中一点真阳为少阴热力之由。故少阴病以四逆汤主之,温肾回阳救逆。子至寅上正是阴尽阳生、阴中出阳之时,中心时辰为丑。子为一阳始生,其后的丑则为阳气生发后的伸展,故可助少阴本气之化而病欲解。

厥阴即阴尽之谓，阴尽则阳生，故经云："阴中之阳，肝也。"丑至卯时即阴尽内寓生阳之气，正合厥阴本义。同时厥阴中见少阳，少阳气旺于寅至辰，厥阴病解于丑至卯，中心时辰是寅，又是中见少阳之化，而恢复体阴用阳之性。厥阴为一阴，少阳为一阳，《素问·阴阳类论》亦云"一阴至绝作朔晦"，即厥阴和少阳，本属一气，未出地之前，犹如每月之晦，则为厥阴；已出地之后，犹如每月之朔，即为少阳。张令韶释云："厥阴解于此时者，中见少阳之化也。"

总之，三阳病欲解时，都在昼日（卯为日出，午为日中，酉为日入），"阳气者，一日而主外"，共占九个时辰，人体阳气借天阳之助而形成病欲解的较强态势；三阴病欲解时，都在夜半至天明这段时间，共占五个时辰，这是阴尽阳生或阳气渐长之时。可见，张仲景强调阳气在六经病欲解时的主导作用，充分调动人体阳气并借助天阳以抗病邪，是张仲景的一个重要学术思想。

七、"欲解时"临床价值的再探讨

前已述及，六经病欲解时涉及的子、丑、寅、卯、辰、巳、午、未、申、酉、戌、亥十二时辰，具有周天空间与昼夜时间节律的双重属性，是时间与空间的统一，表明人体生命运动的不同周期节律与自然周期节律的同步性。张仲景提出的六经病欲解时已被现代临床验案所证实（参见笔者所著的《中医传承思辨录》中"六经病欲解时内涵与临床价值"附录医案，此不赘述）。

六经病欲解时是客观存在，是符合人体疾病特有的昼夜节律的，因而采取对证按时服药，可以获得显效。即在六经辨证基础上（先准确判断属于哪一经病），再根据六经病欲解时各自不同的特定时段服药。

《伤寒论》中的不少条文都可以按照这个"欲解时"，来做更加到位的治疗。试举几条原文分析如下。

第61条:"下之后,复发汗,昼日烦躁不得眠,夜而安静,不呕不渴,无表证,脉沉微,身无大热者,干姜附子汤主之。"此属太阳病误治造成少阴本气外浮,真阳欲脱之险候。当治从少阴,利用"子丑寅"少阴病欲解时段投以干姜附子汤,可不可以呢?当然可以。

第93条:"太阳病,先下而不愈,因复发汗,以此表里俱虚,其人因致冒,冒家汗出自愈。所以然者,汗出表和故也;里未和,然后复下之。"因汗下失序,阴阳气一时不相交接,阳气怫郁在上无阴以和,致昏蔽眩冒发作。这种情况,仲景判断"冒家汗出自愈"而无须治疗,待其自然调整。既然可以通过"汗出自愈",为医者可以利用太阳病解的特定时段,告诉病家大约在午时前后当汗出自愈,在此时段让病人安静休息、避风寒,甚至可啜热稀粥一碗养胃壮谷气以充实作汗之源等。

第94条:"太阳病未解,脉阴阳俱停,必先振栗,汗出而解。但阳脉微者,先汗出而解;但阴脉微者,下之而解。若欲下之,宜调胃承气汤。"这是太阳病汗之未解,欲解前突然脉无体象,三部俱停,仲景告诉我们,这是战汗前的脉象,正邪交争两两相搏,继而战汗,正伸邪去而脉回,病可霍然而愈。所以这个"汗出而解"同样可以在太阳病欲解时出现,因而医者可利用"巳午未"这个特定时段,借天时之助,创造便于汗出的条件而使病愈。同样,若见尺脉微动者,是病邪欲从下出,可助以调胃承气汤"下之而解","阳明病欲解时,从申至戌上",可在此之前"先时与药",待值申酉戌时药力发作而病解。

第327条:"厥阴中风,脉微浮为欲愈,不浮为未愈。"厥阴病脉由微见浮,是木性条达、风邪还表、病阴转阳之象,"厥阴病欲解时,从丑至卯上"。所以厥阴病欲解,必在丑寅卯这个时段见脉浮,乃中见少阳之化也。

第332条:"伤寒始发热六日,厥反九日而利……后日脉之,其热续在者,期之旦日夜半愈。""旦日"时居寅卯,少阳主气;"夜半"时居子丑,

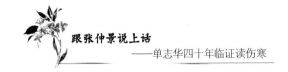

阴尽阳生，是厥与热得少阳冲和之气而病解。

第145条："妇人伤寒发热，经水适来，昼日明了，暮则谵语，如见鬼状者，此为热入血室，无犯胃气及上二焦，必自愈。"这一条辨证意味很浓。昼日明了，暮则谵语，从时段上看当属于阳明腑实证无疑。但仲景笔锋一转，云"无犯胃气及上二焦"，断然排除了阳明腑实证。题眼就是"经水适来"，尽管热入血室，因值行经期，邪热可有随经血而出的向愈转机，故可不治自愈。当然，若"经水适断"（如第144条），则情况完全不同，热入血室正值经水适断者，可以判断"其血必结"，其表现的热型是"续得寒热、发作有时"，故用小柴胡汤主之。那么，柴胡汤的使用当于少阳病欲解时之前"先时与药"，待至寅卯辰时段而顺利病解。

第39条："伤寒，脉浮缓，身不疼，但重，乍有轻时，无少阴证者，大青龙汤发之。"此条是讲太阳表证水湿留滞，"乍有轻时"是言水湿在表尚未到"一身悉肿"的程度。所以这个伤寒脉浮缓的"乍有轻时"，当表现在已至未的时段上；由此推断，如果是病在少阴而脉沉，即便是由阴转阳乍有轻时，当在子丑寅这个时段上，因"少阴病欲解时，从子至寅上"。

第30条："症象阳旦，按法治之而增剧，厥逆，咽中干，两胫拘急而谵语。师曰：夜半手足当温，两脚当伸，后如师言……"阳旦指阳旦汤，即桂枝汤。叫阳旦汤则服桂枝汤的时辰已寓其中，即在平旦天阳上升之时服药效果最好。夜半即子时，子时一阳生，故手足当温，两脚当伸。

张仲景这部《伤寒论》可谓至精至要，论中涉及的时间概念可以说贯彻始终。如"辨阴阳易差后劳复篇"最后第398条："病人脉已解，而日暮微烦，以病新差，人强与谷，脾胃气尚弱，不能消谷，故令微烦，损谷则愈。"日暮乃阳明主时，于阳明酉时前后微烦，病在胃可知。上条（397）言"伤寒解后，虚羸少气，气逆欲吐"，属病后胃虚津伤、余热未净；再上条（396）"大病差后，喜唾，久不了了，胸上有寒"的胃中虚寒；如此虚寒、虚热对举，进而引出"病人脉已解，而日暮微烦"，脉象已解，病邪已去，仅仅值阳明主时而现微烦，仲景告诉我们：当注意饮食调护，不可纵欲胡餐食量过多，当少少与之，"损谷则愈"。交代得非常仔细，真正做到了值欲解之时而病解。

综上，从伤寒六经辨证的角度看欲解时，它的基本临床意义在于昼夜阴阳的消长（以小见大，当然包括年周期的阴阳消长，而预测或判断某些慢性病），尤其强调阳气的盛衰。三阳病总的病机是阳气被遏，三阴病总的病机是阳气损伤。因此阳气的消长盛衰决定着六经病势的进退。张仲景确定了六经病欲解时这样一个格局，是仲景六经时空观运用于临床的一个集中体现，为后人学好用好《伤寒论》开拓了一条有独特价值的治疗思路。

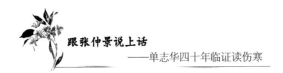
第八章　预测风家表解病愈日期

【原文】

风家，表解而不了了者，十二日愈。（10）

【读法释要】

一、举例说明"发于阴者六日愈"

"风家"指素体卫阳虚弱，易感风邪之人。以"风家"冠首，而不云"太阳病"，是侧重素体虚弱的一面。"表解"意在言外，复感表邪可知。既然是体虚之人复感表邪，这个"表"较单纯的太阳病要复杂一些，即卫阳虚弱之人复感表证，反映出太阳少阴表里关系的病机，因太阳为表阳，通过经脉的络属中见少阴之化，卫出下焦，借太阳经脉而布护周身，卫外为固，是为卫气。今卫阳素虚感邪而直入少阴，则"无热恶寒者，发于阴也"自见，故"风家，表解"已暗示出"发于阴者六日愈"，属弦外之音，这层意思要体会。

二、六日周节律

考《伤寒论》日数条文可知，此书以六日为一周，一周终了为"六经周尽"。第8条举例具体说明"发于阳者七日愈",此条举例说明"发于阴者六日愈"。"十二日"即两个六日周节律,上条讨论"欲解时",就人体"节律"的论述既详且备,可互参。平素卫外之阳不固,即使一周经尽,值七日阳气来复表邪已解,但正气一时尚未恢复到位。"而不了了者","而"当却讲,"不了了"即不清爽之感,表明六日当愈却未尽,乃邪未净尽、正未全复,则须经气再周,"十二日愈"。六日一周经尽,十二日为经气再周末日,病气怠尽而经气复始,故可痊愈。此言表解之后的测愈之期,意在告诉病家无需再医,可自行调养,必恢复如前。柯琴曰:"七日表解后,复过一经,而五脏之气始充,故十二日精神慧爽而愈。"然其又云:"……则六经皆自七日解而十二日愈"。(《伤寒来苏集》,柯琴著)未免蛇足,是未明仲景冠以"风家"而非"太阳病"之用意矣!

三、辨证护理的重要

临床常见有反复感冒的虚弱之人,发作时表证俱现,对证治疗表解后"脉静身凉",既无表邪,又无里邪,其病向愈。但精神欠慧爽,小有鼻塞、易疲乏、动辄汗出等,这是胃气尚未恢复的表现,此时已无需用药,仅生活起居与饮食调护即可完全恢复到位,所谓"阴阳自和者,必自愈"。因中医治病的目的在于恢复机体的抗病能力,药物在这一过程中只为补偏救弊而设,原则上是"衰其大半而止"(《素问·六元正纪大论》),故医者将病治到一定程度要"当思减损",给机体自身一个调整修复的时间空间,无需药竟全功。本条亦有此寓意。在疾病护理方面,《伤寒论》同样给我辈留下了很丰富的文字,包括全书各篇方后注中的服药护理、情志护理、饮食起居护理、据病情观察所采用的灵活多变的辨证施护等,都渗透在大量的方证条文中。乃至书的结尾还不忘叮嘱:"病人脉已解,而日暮微烦,以病新差,人强与谷,脾胃气尚弱,不能消谷,故令微烦,损谷则愈。"这些同样需要我们很好地领会。

第九章 "辨寒热真假"的商榷

【原文】

病人身大热，反欲得衣者，热在皮肤，寒在骨髓也；身大寒，反不欲近衣者，寒在皮肤，热在骨髓也。（11）

【读法释要】

一、从"标本中"的视角来认识

此条再次以"寒热"作题，围绕太阳少阴标本中见寒热互化论述，认识层层深入，寥寥 37 字，但义蕴丰富。第 7 条以寒热论阴阳，此条以寒热论表里，属对举。太阳与少阴相表里，寒热在表之"身大热""身大寒"，即从太阳与少阴的表里关系上，讨论表热里寒证与表寒里热证，由此做一个小结。

《素问·六微旨大论》云："太阳之上，寒气治之，中见少阴……少阴之上，热气治之，中见太阳。"太阳本寒而标阳，少阴本热而标阴，为标本异气（即现象与本质不一致）。所以《素问·至真要大论》讲"少阴、太阳从本从标"。这个"从"是从属，指作用趋向。如前所述，太阳为病，从本见寒证，从标见热证；而少阴为病，从本热即为热证，从标阴即为寒证。因此太阳少阴两者通过中见之气达到寒热互化，由此形成表里关系的协调与营卫之气的化生。这是讲太少关系的生理。再结合此条言太少之病理：

谓之"身大热"，即身体之表热也。唯邪在表者可称"大"，乃少阴本热失于中见太阳之气化而少阴受病。多为素体阳虚，少阴本热（君火）无以下行蒸化太阳寒水，反而从阴出阳，随少阴主枢而显现于表。感邪后寒邪直中，进一步逼迫少阴本热达于标阳之位，则里阳更虚，故"热在皮肤，寒在骨髓也"；此"反欲得衣者"，证明其证是表热里寒、阳气内虚。此即第301条"少阴病，始得之，反发热，脉沉者，麻黄细辛附子汤主之"，这里的脉沉（或沉弦）主阳虚里有寒饮，继而用四逆汤救里。正如第92条所言："病发热头痛，脉反沉，若不差，身体疼痛，当救其里，四逆汤方。"若脉沉无力关脉尤弱者，宜麻黄附子甘草汤；若太阳表虚卫气不固，见"发汗遂漏不止，其人恶风、小便难、四肢微急、难以屈伸者"，乃太阳少阴表里皆虚、标本俱病，仲景用桂枝加附子汤主之。桂枝汤入营解肌以治太阳标阳，加附子乃针对少阴本热不足而设，阳回则汗止津复（病案见桂枝加附子汤章）。

谓之"身大寒"，即身体之表寒也，乃太阳本寒失于中见少阴之化（少火生气）而太阳受病。多为平素阳热内郁（壮火食气），气机升降出入失调，郁则不通，致太阳少阴表里寒热互化障碍，太阳寒水无以化气布散，标阳不"阳"。感邪后外邪与太阳本寒俱闭于表，而愈加热壅于里，故"寒在皮肤，热在骨髓也"，俗谓之"寒包火"。此"不欲近衣者"，说明热闭于内而生烦躁，表寒里热证甚明。此类病临床并不少见，如某些年轻女子，主诉痛经或月经量少，观其面白无华而柔弱，手冷如触冰，甚至每晚温水泡脚，貌似阴寒证。然察其舌质瘦小赤红，或苔黄厚腻，询问有便秘病史，大便数日一行，喜食"麻辣烫"，或口渴喜饮喜凉，极易上犯咽喉肿痛，或口燥咽干，或热入血分，但欲漱水不欲咽等。一派积热甚深之象！此时"辨脉"甚为重要：若感邪后脉浮紧数而有力，属表寒郁闭、热盛于里，证见"不汗出而烦躁者"，宜大青龙汤加减（石膏可重用），发太阳表寒并清里热；若表证已罢或无表证，脉洪滑数，里热壅盛口舌干燥者，大剂白虎汤主之；脉沉而有力，证见阳明腑实者（少阴病从君火之化，亦有三急下证），酌情以承气汤通腑泄热存阴，兼以甘寒养阴或咸寒软坚；若脉弦滑数，见少阳阳明合病者，宜大柴胡汤加生石膏，枢解外邪兼清里热；若素体瘀血潜伏，感邪后太阳经腑（标本）俱病，表邪入里随受病之体化热与瘀血互结，"热结膀胱"，上冲脑系见"其人如狂"，若表证已解，可径用桃核承气汤清热通经逐瘀。上法均可配合四逆散（载于少阴篇），因"少阴主枢"，调达气机之升降出入。

二、论太阳、少阴两感

言"病人身大热"，大者，太也，盛大貌；"大热"，指体表热盛。着落点是"皮肤"，乃热在表的具象化表达。观《伤寒论》全书，云"无大热者"尚有五条：第 61 条"无表证，脉沉微，身无大热者"；第 63 条"汗出而喘，无大热者"；第 136 条"但结胸，无大热者，此为水结在胸胁也"；第 169 条"伤寒，无大热，口燥渴，心烦，背微恶寒者"；第 269 条"伤寒六七日，无大热，其人躁烦者，此为阳去入阴故也"。凡此可以看出，这个"大热"定位在表，"无大热"是指无太阳表热证。足太阳膀胱经为阳经之巨大者，乃人身之藩篱，阳热在表，声势浩大之谓。"大寒"字样在《伤寒论》全书中仅此一条。由"大热"反观，此寒亦即表寒也，唯寒热在表者可称"大"。

先贤陈伯坛指出："统本寒标热而化之者太阳也，卫皮肤者也；统本热标寒而化之者少阴也，护骨髓者也。"又云："夫寒热断绝，则太阳少阴不可问矣。……其不因伤寒而然者，必终其身为病人；其因伤寒而然者，必阴阳两感，六日死。"(《读过伤寒论》，陈伯坛著)此言透彻，说明两感于寒者易真脏之气衰败，预后较差。为什么呢？这是传染性的疫病所为。《素问·热论》篇曰："人之伤于寒也，则为病热，热虽甚不死；其两感于寒而病者，必不免于死。"《伤寒例》亦重申经旨云："若两感于寒者，一日太阳受之，即与少阴俱病，则头痛口干，烦满而渴；二日阳明受之，即与太阴俱病，则腹满，身热，不欲食，谵语；三日少阳受之，即与厥阴俱病，则耳聋，囊缩而厥，水浆不入，不知人者，六日死。若三阴三阳五脏六腑皆受病，则荣卫不行，脏腑不通，则死矣。"

需要我辈深入思考的一个问题是，张仲景撰写《伤寒论》的动机是有感于疫病流行，"感往昔之沦丧，伤横夭之莫救"，《素问·热论》篇与《伤寒例》有关"两感"等论述，同样是针对当时疫病流行真实情况的一个医疗总结。在这一点上，《素问》与《伤寒论》一脉相承。观《伤寒例》全篇，内容涉及感而即病之伤寒，伏气所发之温病，暑热，时行疫毒之寒疫、冬温、风温、温毒、瘟疫等传染病，因此这个表里俱病、极易出现"脏腑不通"的"两感"，其病死率之高足以证明是传染性疫病。曾读过杨麦青先生的一本书《〈伤寒论〉现代临床研究》，其中有"六经辨证治疗流行性出血热疗效分析"等系列文章，对于我们今天的医者认识《伤寒论》六经辨证治疗传染性疾病多有启发。即便面对现代社会病毒变异的传染性疫病，如非典型性肺炎、新型冠状病毒肺炎，《伤寒论》的方剂仍有其独特的治疗价值。至于我们一般临床常见的病证，主要是虚人感寒，或素体阳盛复感外邪者，只要把握好舌象脉证，明辨表里阴阳（先定病位，再定病性），同时了解病人的基础病与刻下本证相关的原发、继发病证，观察舌色浅深与舌苔的润燥，细致分部论脉，则完全可以准确地判断预后。

仲景此条举太阳少阴表里寒热为例，临证时针对表热里寒证或表寒里热证，依照仲景的治疗法度，分清表里先后，结合病人主诉，于欲与不欲处切入，如此条是欲得衣、不欲近衣，推而广之，如问口渴与不渴、渴欲饮否、量多量少、喜凉喜热、是否饮入即吐，或但欲漱水不欲咽等，进而从表里两经标本中见处体会其妙，丰富我们的辨证视角与治疗思路，达到仲景所说的"若能寻余所集，思过半矣"。

三、对"辨寒热真假"观点的商榷

针对此条，注家大都解释为辨寒热真假。且不说《伤寒论》中未见有"假热""假寒"的表达，就是在临床上，我们何时见过"身大热"的假热？又何时见过"身大寒"的假寒？恰恰相反，属阴盛格阳证的"假热"，是阴寒逼迫浮阳外露，故其"肤热"，医者以手扪之并不觉其热，而不会是"身大热"；"面红"（即所谓"戴阳"）不过是颧颊浅红，娇嫩如妆；口渴喜饮也是温热饮，且饮而不多；舌质暗淡苔润而有津，脉沉或虚大沉取无力等。同样，属阳盛格阴证的"假寒"，临床更多见于手足厥冷，即所谓"热深厥亦深"，胸腹部按之灼手，更不会是"身大寒"，舌质暗红苍老，苔焦干燥裂，脉滑数或沉实有力。所以，此条"为辨寒热真假"的解释是不恰当的。如清代注家程郊倩说："寒热之在皮肤者，属标属假；寒热之在骨髓者，属本属真。本真不可得而见，而标假易惑。故直从欲不欲处断之，情则无假也。不言表里，言皮肤骨髓者，极其浅深，分言之也。"欲与不欲，情则无假，乃临证至当之言。但认识停留在寒热真假层面，恐非仲景本意。此条行文微妙含蓄，言简意赅，从病人喜恶（欲与不欲）处着眼，辨太阳、少阴两感，值得吾辈深入思考。"皮肤"指表，为太阳；"骨髓"指里，为少阴。太阳、少阴标本中见，具备很强的寒热互化之性，"水火者，阴阳之征兆也"，临床上密切结合脉象舌象，抓住"阴阳水火"四字，详细辨析其表热里寒与表寒里热。

观此 11 条可知，太阳少阴本经本气所主及其演变亦是构成《伤寒论》太阳篇的主要内容，这个基本的事实要正视。

四、此条文法结构意义

此条置于太阳篇前十条之后，也说明太阳病虽病在表，但其发展传变加上误治造成的变证，绝非单纯一个太阳表证所能概括。仍举寒热为例，从患者的自觉症、他觉症，医者的视觉触觉感受，再询问到患者的喜恶（欲与不欲），进而医者判断，层层深入，于传经、日数之后，更引出太少两感，视野明显开阔了。作为太阳病总论部分的一个小结，先提示医者必须留意的几个方面的情况。

观第 1～11 条章法结构，作为太阳病总论部分的一个小结，先提示医者必须留意的几个方面的情况：何谓太阳病？分中风、伤寒两大证型，太阳病与温病的鉴别，太阳与少阴的关系，继而谈"时相辨证"，谈太阳少阴两感（为表寒里热证与表热里寒证）。提出分属于几个层次的范畴——寒与热、表与里、阴与阳、传与不传、欲与不欲、经尽、再经、经不传等，都涉及基本概念及相互间的关系，开篇 11 条结构上的安排，概念、范畴间顺序的过渡，都很耐人寻味。西哲黑格尔讲："矛盾的思维乃是概念的本质因素。"《伤寒论》太阳篇前 11 条结构，是包括正与反在内的两两相对概念的推理链条的联结，理论的严密决定了该书具有普遍的临床指导意义。

第十章　桂枝汤方证析（一）

【原文】

太阳中风，阳浮而阴弱，阳浮者，热自发；阴弱者，汗自出；啬啬恶寒，淅淅恶风，翕翕发热，鼻鸣干呕者，桂枝汤主之。（12）

桂枝汤方

桂枝三两，去皮　芍药三两　甘草二两，炙　生姜三两，切　大枣十二枚，擘

上五味，㕮咀三味，以水七升，微火煮取三升，去滓，适寒温，服一升。服已须臾，啜热稀粥一升余，以助药力。温覆令一时许，遍身漐漐微似有汗者益佳，不可令如水流漓，病必不除。若一服汗出病差，停后服，不必尽剂。若不汗，更服依前法。又不汗，后服小促其间，半日许令三服尽。若病重者，一日一夜服，周时观之。服一剂尽，病症犹在者，更作服，若不汗出，乃服至二三剂。禁生冷、黏滑、肉面、五辛、酒酪、臭恶等物。

【读法释要】

一、准确理解"阳浮而阴弱"

此条是就第2条"名为中风"进一步阐释其机理并提出治法。前11条是太阳篇总论，此条开始谈治疗。"太阳中风"代指第2条。"阳浮而阴弱"含义有三：①指脉象，包括部位和指力。部位即关前为阳，关后为阴；指力即轻取即得，沉取不足。②指营卫，"阳浮"即卫阳浮盛于外，"阴弱"即营阴不能内守。③指病机，"阳浮而阴弱"是解释发热、汗出的机理，如本条"阳浮者，热自发；阴弱者，汗自出"。胡希恕老师指出："外为阳，内为阴，脉浮于外而弱于内者，谓'阳浮而阴弱'。即轻取有余按之不足。仲景论脉之阴阳，或以上下（寸尺）谓阴阳，或以浮沉（轻取重取）谓阴阳。弱与弦对，按之上下端直者谓'弦'，按之软弱无力者谓'弱'。阳浮之脉有发热症之应，阴弱之脉有汗出症之应。"（《胡希恕伤寒论授课笔记》，笔者整理）阳浮而阴弱揭示了太阳中风的病理——卫强营弱，笔者认为自内向外有三个层次：

其一，胃纳脾运之力不足，饮食入胃不能被充分地受纳运化，水谷之精气不充，影响气血化生。

其二，气血化生不足，影响到正常的功能活动，即在表之营卫不调。

其三，营卫不调，常自汗出，津液耗伤，阳气日损，人体防御功能减弱，则易感外邪而受病。

因此仲景桂枝汤之设，是从内调脾胃入手，通过中调气血而达到外调营卫之用。绝非一般意义上的解表剂，更不是一般意义上的汗法。凡见谷气不充，正不胜邪，徒见汗出而表不解者，应用此方尤妙。柯韵伯评价此方"为仲景群方之魁，乃滋阴和阳，调和营卫，解肌发汗之总方也"（《伤寒来苏集》，柯琴著）。有趣的是，《伤寒论》113方涉及药物89味，在《伤寒论》药物使用次数排序中，居最前面的十味药依次是甘草、桂枝、大枣、生姜、芍药、干姜、附子、人参、半夏、黄芩，发现居前五味组合起来竟然就是一个桂枝汤！此中奥妙，非常耐人寻味。

此条"阳浮"为太阳本脉，卫被风袭，相搏则热自发；"阴弱"指气血不充于表，卫不固则荣不守而汗自出。阳浮与阴弱对举列出，且用"而"字连接，表明发热与汗出之间有一种因果联系，所谓"以卫气不共荣气谐和故尔"。用"而"引出阴弱，强调"汗自出"乃自出于太阳也。太阳为一身之藩篱，生理上主体表之开，病则阖而不开。故仲景用几组阖而不开之形容词，曰"啬啬恶寒"，阖而静也，汗出遇寒，毛窍聚敛呈畏缩状；"淅淅恶风"，阖而动也，如微雨淋体，洒淅恶风之甚；"发热"置于恶寒、恶风之后，并用"翕翕"鸟之羽毛欲合做比，说明发热程度不甚。陈伯坛云："啬啬、淅淅之不已而翕翕也，乍阖而乍开，旋静而旋动，觉热从风发，非从寒发也。"可见，即便是形容词的使用，仲景在叙述上都很是严密。

二、刘渡舟老师诠释桂枝汤

刘老指出："仲景将桂枝汤作为第一方，而又摆出声势浩大的加减变化阵容，这是因为桂枝汤有滋阴和阳之功。临床辨治机会而居于众方之先。综其治疗功能而论，有三方面：①解肌祛风：治疗太阳病的发热、汗出、恶风、脉缓等证。它有发汗而止汗，发汗而不伤正，止汗而不留邪的正邪兼顾之特点。②能治太阳病汗下后的表不解：桂枝汤祛邪护正，仲景依之治疗太阳病汗下之后，而外邪不解，脉来浮弱之时。则不论中风、伤寒，概可用本方以解除太阳在外之邪气。③双向调节：桂枝汤啜粥发汗以祛风邪，在外它能调和营卫，在内它能调和气血。邪正、荣卫、气血均属于'双向'，桂枝汤对'双向'皆宜，而并非单向的一个侧面。桂枝汤源于《汤液经》，经过伊尹食疗发展演变而成，方中生姜、红枣、桂皮均为食馔'调料'。所以桂枝汤的'归经'应以脾胃为中心。脾胃为后天，乃阴阳气血之本。服药后，要求啜粥取汗，而外解太阳之表。反映了汗生于谷，谷生于阴，长气于阳，则使气血荣卫为之一振，体现了本方对胃气而有一马当先的意义。"（《刘渡舟伤寒临证指要》，陈明等撰次整理）

三、胡希恕老师诠释桂枝汤

桂枝汤是作为第一方置于《伤寒论》方剂之首的，关于此方的作用机理与配伍精要，临床大家胡希恕指出："《素问·评热病论》云：'人所以汗出者，皆生于谷，谷生于精。今邪气交争于骨肉而得汗者，是邪却而精胜也。'即食入于胃，谷气变成精气之后，方可为汗。换言之，饮食经过消化，吸收营养成分于血管（精气），以共济周身。'骨肉'是概举之言，即体表汗出者，'精胜，则当能食而不复热'，此为人体机能以正胜邪的结果。'汗者，精气也；今汗出而辄复热者，是邪胜也，不能食者，精无俾也；病而留者，其寿可立而顷也。'桂枝汤证，并不是阴阳交（尚能食），但亦是汗出而发热（一般汗出后不应有热），说明精气不足以祛邪。但胃不衰，尚能食，所以不到阴阳交的程度。同时，虽然汗出而邪不去。此种病治法：促进胃气，增强精气。本汤发汗主要依桂枝、生姜二味药。桂枝主治气上冲，生姜治呕逆。故均有下达之性，升发之力比较不强。二味合用固然汗出，但不至于大汗（能大汗之品，如麻黄、大葱等，向上升发之力较强）。前面讲太阳病时，汗全是出上体，若用升发药，其汗易出。为何用桂、姜？因为病'阳浮而阴弱'，即津液有所损伤，故不宜大汗之品。同时二药均兼有降胃之用。配合甘草、大枣之纯甘品以补脾。此四药甘温性味较明显，又当虑其损阴津问题，故加芍药之苦，'苦以制辛'，使其辛散之力更小。同时，苦微寒以甘合又能养液。总之，用芍药有两层意义：一是制桂、姜之辛，一是助草、枣以养液（微寒）。五药合而观之，桂枝汤既是发汗解热剂，又是安中降胃（养液）剂。故对精气虚、力不足以祛邪、遂汗出而邪不去者，用此方尤好，使邪不复留于肌肉。"（《胡希恕伤

寒论授课笔记》，笔者整理）

四、桂枝汤内寓太阴之理

如前所述，太阳主表而统营卫，太阳主开，太阴亦主开，则太阳太阴息息相通也，故桂枝汤与足太阴暗合。先贤陈伯坛云："方中加芍药，开太阴者也；去芍药则出胸，开太阳者也；不去不加，则须臾一方作两方用矣。"这层意蕴要体会。如第276条："太阴病，脉浮者，可发汗，宜桂枝汤。"方后注："若病重者（注：指太阳太阴两感），一日一夜服，周时观之。"日服巳午未，夜服亥子丑，值太阳、太阴欲解时服。陈伯坛谓："大抵日服太阳之病未必衰，夜服庶几太阴之令行。'若不汗出，乃服至二三剂'，汗解在言外，非关太阳之自解，太阴以汗解太阳在言外。"

本条"太阳中风，阳浮而阴弱"，行文酷似第274条"太阴中风，四肢烦疼，阳微阴涩而长者"，均缺"脉"字，非省文，言外其含义不止于脉也。风温是"脉阴阳俱浮"，此是阳浮阴不浮；"阳浮者热自发"，此热非太阳中见之热（少阴），乃太阳本气化热（寒化热）也，与少阴本热无涉。少阴病不可发汗，仲景有明训，如第294条"少阴病，但厥无汗而强发之，必动其血"；第284条"少阴病，咳而下利、谵语者，被火气劫故也，小便必难，以强责少阴汗也"。此"汗自出"亦非少阴之汗，乃中焦水谷生汗，少阴（心肾）之汗不容出也。

五、太阳、太阴、阳明之理贯通一体

"鼻鸣干呕者"，乃闻诊得知，气上冲逆也。鼻而称鸣，鼻息出入有声也；呕而称干，有声无物单纯胃气上逆也。联系太阳中风病机，此"鼻鸣"有二解：一是太阳、太阴均主开，手太阴肺外合皮毛开窍于鼻，病则气道不利，鼻塞有声；二是太阳主开，阳明主阖，"胃，足阳明之脉，起于鼻之交频中，旁纳太阳之脉，下循鼻外"，太阳表虚自汗，谷气必虚，

化津乏源，胃经经气不利，不仅干呕，亦见鼻鸣。

此条太阳似开不开，阳明阖不能阖，津液不能还入胃中以壮谷气，则微自汗出。鼻鸣干呕作为副症置于恶寒、恶风、发热之后，与"阳浮而阴弱"前后呼应，意在衬托"保胃气，存津液"是桂枝汤的立法处方原则。内保胃气，中和气血，外调营卫，自内达外，总之是滋阴（津液）和阳。陈伯坛云："续自汗虽取给于阳明，实乞灵于太阴，足太阴取稼穑之精气以奉上，手太阴才代太阳以汗解也。曰小促役其间，为热稀粥后盾。振足太阴之懦，助足太阳之弱，何不汗之有？"又云："知复发其汗莫如桂枝也，则桂枝更游刃而有余。妊娠且主之，桂枝实人类之母也。桂枝双绾太阴与太阳，其服后未及须臾也，收温升之力入足太阴，以维系太阳；服后已及须臾也，放温升之力出手太阳，仍联络太阴。其啜热稀粥一升余也，谷温汗亦温，微似汗则益佳，即不汗亦佳也。"（《读过伤寒论》，陈伯坛著）先生学有渊源，深得仲圣要旨，且精于临床，是近代岭南伤寒大家。此论将太阳、太阴乃至阳明之理如此贯通！试问不讲阴阳离合，不讲经络，岂能圆通伤寒之理法？此条行文"阳浮而阴弱"最有概括性，最富有动态，意蕴丰富。其他所言之症，均是两两对举，当细细玩味。

六、煎服法与注意事项的辨证意义

在讲桂枝汤煎服法前，先补充一点：方中有"桂枝三两（去皮）"，桂枝与肉桂同出于桂树，为樟科乔木植物。肉桂即桂树的皮，桂枝为桂树的枝。桂枝汤用的是桂枝。个人认为，"去皮"不是去掉桂枝外围的皮层，而是指去掉桂枝表面的一层粗糙的皱皮（有清洁之意），存其真皮。

仲景于桂枝汤方后，详论其煎服法与服药注意事项，是颇有用意的。学习桂枝汤证，必须同样学习其方后注，两者本为一体。其辨证意义当有如下几点：

（一）煎法

"上五味，㕮咀三味"，㕮咀，本义指用牙齿碎药，引申为把药切成小碎块，相当于中药炮制学的"饮片切制"，便于药物在煎煮时有效成分充分溶解以保证服药效果。此与马王堆汉墓出土的《五十二病方》中的记载"细切""削""剉"等药物切制用语，意义相同。

"以水七升"，据考证，汉代一升约合今 200 毫升，七升即 1400 毫升。

"微火煮取三升"，微火即文火，火力以药液接近沸腾又不溢出为度；煮取三升，即煎出药汁 600 毫升。

"去滓"，即滤出药汁后去掉药渣。需注意的是，煎煮好的中药一定要及时趁热滤出药液。否则置凉后药液中的有效成分容易被部分吸入进药渣中，会影响服药效果。

（二）服法

"适寒温，服一升"，适寒温，即汤液不宜过冷或过热，亦即温服。一次服一升，即 200 毫升，一般情况下日 3 服（即 600 毫升）。

（三）服药注意事项

第一，"服已须臾"，须臾，即片刻，此指服药后停留片刻；"啜稀粥一升余以助药力"，啜，喝的意思。这里给出药后啜稀粥的时间与啜粥量，目的是壮谷气生津液以作汗源，谷气内充作汗外达，取效甚佳。所以"保胃气，生津液"之旨，从第一方桂枝汤就开始全面体现了。

第二，"温覆，令一时许"，温覆能助卫阳，有利于药效的发挥。此是强调病人适当加盖衣被，便于保暖取汗，一时许，即一个时辰（今 2 小时）左右。

第三，"遍身漐漐微似有汗者益佳"，漐漐，形容微汗潮润貌，即微微汗出以皮肤湿润为度；"不可令如水流漓"，如水流漓，即大汗淋漓，强调汗出的程度是不可大汗，否则"病必不除"。这一点在临床中很重要，解表需要发汗，但必须取微似汗。常见外感高热之人，口服退烧西药（包括激素）后，见通体大汗，体温遂降，然过后高热旋即复起，于是再服退烧西药。如此几经大汗，津液大伤，"徒见汗出而表不解"，这就是发汗不当，如水流漓，所以"病必不除"。

第四，"若一服汗出病差，停后服，不必尽剂"，差，即瘥，病愈。本句指服一次药后见效，热退脉静身凉而表解，如此则止后服。不必把剩余的药全部服完，即所谓"中病即止"。这个治疗的"度"很重要，过当则伤和。因为中医治病是平衡疗法，是治疗"病的人"，是通过调动机体的抗病能力来抵御外邪，所以《素问·至真要大论》中说"谨察阴阳所在而调之，以平为期"，就是这个意思了。

第五，"若不汗，更服，依前法"，指一服后未见汗出，病情无好转，这种情况下要依然按照上法调护（即温覆啜稀粥等）再服。

第六，"又不汗"，即还是不见汗出，病情仍无好转；"后服小促其间"，即缩短服药的间隔时间；"半日许令三服尽"，即半日三个时辰（6小时）内，分三次（每2小时服药200毫升）服完一剂药，就是如前所说的"煮取三升"（总量600毫升）需半日内服完。这是根据不汗出的情况缩短服药时间，增加服药次数；标准是既不可大汗，又必须微微汗出方能病解。

第七，"若病重者，一日一夜服，周时观之"，周时，即一昼夜十二时辰（24小时）。这里涉及病重患者的治疗，此类患者需要昼夜连续给药，观察病情。"服一剂尽，病证犹在者，更作服；若不汗出者，乃服至二三剂"，这里涉及针对病重患者的情况，随时把握服药时间、给药次数与药物的量效关系，全天24小时观察服药，最多一天可服三剂，即九次。直至达到邪与汗共并而出的治愈目的。这一点给我辈中医临床者一个强烈的启示：给药时间与服药次数视病情而定，尤其重症必须打破日2次的常规服法，增加服药次数，缩短服药时间（必要时每2小时服药一次），以预期的疗效为度。这里有学生可能会问：如果昼夜服药三剂还不见好，怎么办呢？这说明医生辨证有问题，一般外感热病，药中肯綮，效若桴鼓。服三剂药还不见效是不该出现的。所以医生要从辨证上，从治疗思路上找原因。仲景讲过："观其脉证，知犯何逆，随证治之。"同时，从文中"乃服至二三剂"六字，提示医者治疗外感热病，原则上只开一两剂药，若辨证正确，疗效必然"一剂知，二剂已"。所以临证开药最多不超过三剂。并据病情轻重灵活把握给药时间与次数，而非固守"一日一剂"之常规。

第八，服药其间禁食"生冷、黏滑、肉面、五辛、酒酪、臭恶等物"。此指服药期间的饮食禁忌。生冷，指未经加热处理的原生食物与冷冻饮食，如生蔬水果及冰激凌、雪糕一类；黏滑，指胶黏滑利不易消化的食物，如黏米糕、粽子、肉皮冻一类；肉面，肉类恰与清淡相反，油腻有碍消化且易敛邪，麦面甘温助热，《本草备要》讲"能壅气作渴，助湿发热"，外感热病不宜；五辛，据《本草纲目》载，即大蒜、小蒜、韭、胡荽、芸苔，是指有香窜刺激性的"素荤"食物，当避免食入；酒酪，酒者，辛散甘缓，气味雄厚，《伤寒论》明确载有"若酒客病，不可与桂枝汤"，酒能蕴湿酿热，当禁。若因酒生热，蒸于外而汗出者，属热在内也。反之，太阳中风发热汗出，服桂枝汤辛甘温之剂，亦不能饮酒以助内热；酪，指动物乳汁炼制的半凝固食品。乳汁乃精微物质所化，为营血之化源，营养价值不言而喻。但外感热病原则上饮食不可进补，有壅滞之弊。具体到桂枝汤证病机，本身"荣气和"，营血无病，病在卫气，是"卫气不共荣气谐和故尔"，所以奶酪一类尤当忌口；臭恶，指有特异气味与腐败气味的食物，乃"饮食不洁"之属，在所必禁。

通过学习张仲景所列出服药期间的饮食禁忌，作为《伤寒论》第一方的桂枝汤，其方后注至详且备，强调药物治疗的同时，注意饮食调护同样重要，治疗期间适合清淡饮食，便于药物吸收，有利于机体恢复。源于伊尹《汤液经》的桂枝汤，方中5味药有4味（姜枣桂草）是厨房的"调料"。所以，从广义的角度讲，中医"药食同源"的理念源远流长，药物的四气五味与饮食五味相互渗透交织，《汤液经》自不必说，即便在《黄帝内经》的诸多篇章中对此亦多有论述（如《素问》"阴阳应象大论""六节脏象论""金匮真言论""脏气法时论""宣明五气""五脏生成""五脏别论""至真要大论"，《灵枢》"五味论""阴阳二十五人""五音五味"等），包括"阴阳二十五人"的饮食调摄，与五音、五味、谷、畜、果、蔬的关系，这本身就是一个饶有兴趣的研究课题。

　　同时，本方后的服药注意事项还提醒我辈，桂枝汤作为太阳病汗法使用的第一方，临证运用时，其药物之间的药量配比关系不变，变化的是给药时间间隔与给药次数，视病情的轻重而定。每次服量控制在一升（200毫升），把握其用药安全和有效性，并准确判断预后。这是我们学习桂枝汤证方后注，其煎服法和服药注意事项，从中要吸取的宝贵临证经验。此方后注集中体现出张仲景对于汗法使用的圭臬准绳，因而具有指导一般的意义。

第十一章 桂枝汤方证析（二）

【原文】

太阳病，头痛，发热，汗出，恶风，桂枝汤主之。（13）

【读法释要】

一、明确桂枝汤应用范围

上条"太阳中风"强调发热、汗出的机理，并正式提出"桂枝汤主之"。此条重申此意，但冠以"太阳病，头痛"五字，乃与第1、第7两条互文见义也。头为诸阳之会，太阳病乃阳经受病，必见头痛。此条置于第12条下，即扩展了桂枝汤的应用范围，不只为"太阳中风"设。若见头痛、发热、汗出、恶风四症者，均宜运用。柯琴讲："此条是桂枝本证，辨证为主，合此证即用此汤，不必问其为伤寒、中风、杂病也……四证中头痛是太阳本证，头痛、发热、恶风与麻黄证同，本方重在汗出，汗不出者，便非桂枝证。"此乃熟读精思之言。

从行文上看，相对于上条，此条冠以"太阳病"是放（范围扩大），"头痛"是收（突出太阳本症），收放皆有界限，适当补足了"桂枝汤主之"所处的病理阶段（太阳病头痛）及其适应证（发热、汗出、恶风）。第12条围绕"太阳主开"详述太阳中风病机，弦外之音涉及少阴、太阴、阳明；此条则提纲挈领，赫然立出桂枝汤主证、主治以方便临证，既让学者放开眼界（太阳病），同时又给出了范围（头痛），思维的严密审慎，于此可见一斑。

上条围绕着桂枝汤的核心病机"阳浮而阴弱"详析其要。本条则进一步针对桂枝汤"调和营卫"的功能，阐述其基本原理、概念、独占鳌头的组方结构，力争"吃透"此方，目的是启人心智，举一而反三，灵活拓展其临床应用的空间。

二、论桂枝汤"调和营卫"的基本原理

在讨论桂枝汤之前，笔者先恭录清康熙年间伤寒大家柯琴对桂枝汤的一段评价："此为仲景群方之魁，乃滋阴和阳、调和营卫、解肌发汗之总方也。凡头痛发热、恶风寒，其脉浮而弱、自汗出者，不拘何经，不论中风、伤寒、杂病，咸得用此发汗；若妄下，而表不解者，仍当用此解肌。如所云头痛、发热、恶寒、恶风、鼻鸣干呕等病，但见一证便是，不必悉俱。唯以脉弱自汗为主耳。愚常以此方治自汗、盗汗、虚疟、虚痢，随手而愈。因知仲景方可通治百病"。（《伤寒来苏集》，柯琴著）貌似组方简单的桂枝汤，竟是通治百病的神效之方，很值得我辈研究一番。

（一）"营卫"概念解析

为方便理解，我们先看与桂枝汤关系密切的第53条："病常自汗出者，此为荣气和，荣气和者，外不谐，以卫气不共荣气谐和故尔。以荣行脉中，卫行脉外，复发其汗，荣卫和则愈，宜桂枝汤。"徐大椿（字灵胎）说："自汗与发汗迥别，自汗乃营卫相离，发汗使营卫相合。自汗伤正，发汗驱邪。复发者，因其自汗而更发之，则营卫和而自汗反止矣。"（《伤寒类方》，徐大椿著）

生理上的营卫本是相辅相成的，二者是以水谷为源，气血为体，而行使营卫之用的。营卫行于肌表，营居脉中而守，卫居脉外而固，二者协调方能内外通透，自如地出表入里。若卫外失固，邪遂入里，营失卫固则不守，见常自汗出。所以自汗出者是原发于卫而影响到营，故曰"以卫气不共荣气谐和"，桂枝汤便是善调营卫使其谐和之方。

何谓"营卫"？《灵枢·营卫生会》篇说："人受气于谷，谷入于胃，以传于肺，五脏六腑皆以受气，其清者为营，浊者为卫，营在脉中，卫在脉外，营周不休，五十而复大会。阴阳相贯，如环无端。卫气行于阴二十五度，行于阳二十五度，分为昼夜，故气至阳而起，至阴而止。"此段经文，一是从营卫之气的来源和对人体气血运行的影响上做了概述，一是强调了卫气的循行与昼夜的时间关系。卫气行于阳是从足太阳开始，昼行于阳二十五周，然后至足部前入于阴分，阴气合于脉，卫气依次运行于阴二十五周。已如前述。

联系《伤寒论》第53条，仲景围绕着"营卫"二字反复论述，云"荣行脉中，卫行脉外"，语言表达上与经文如出一辙！把调和营卫的桂枝汤作为《伤寒论》第一方，并于方后煎服法强调"啜稀粥一升余以助药力"，表明调和营卫的前提是"人受气于谷"，并明确提出"若病重者，一日一夜服，周时观之"，与《灵枢经》"营在脉中，卫在脉外，营周不休，五十而复大会"之旨完全吻合。所以这个"营卫"是有明确的时间周期概念，其运行是有具体走向的，不是空洞的。

由此我们对桂枝汤"调和营卫"的基本功能，便落到实处，更有了时空意义上的认识。作为群方之魁的桂枝汤"法于阴阳"，禀天地之气化，与人体营卫之气的运行紧密呼应。所以，讲"调和营卫"，首先要明白营卫之气的来源及其在人体的运行规律。

（二）桂枝汤体现出的营卫关系

此前是在太阳表证中讨论汗出，第53条换了个视角，云"病常自汗出者"，不曰太阳病，只曰一个"病"字，则视角跳出太阳病脉证范围。"病常自汗出者，此为荣气和。"由此我们联想到麻黄证的"无汗"，从营卫角度看是卫闭营郁，营阴郁滞，脉道不畅。这里用一个"和"字，不仅排除了常自汗出与"荣气"（营阴）有关，甚至用"和"字肯定了营阴处于正常的生理状态。这就耐人寻味了。继而究其因，常自汗出的病位是"外不谐"，而卫行脉外，由于卫外不固，所以"常自汗出"。对此仲景明确提出治法——"复发其汗"，十分明显是以汗法治卫，达到使"荣卫和则愈"。治疗用桂枝汤本为解肌，标为发汗，入营透卫，路径自内向外，即解肌（入营）→发汗（透卫）→邪与汗共并而出→达到止汗（使散出于脉外之津液收回，归入脉中）。这期间，仲景要求喝热稀粥以壮谷气，通过太阴主开的输布，以助太阳主开的气化，充营达卫而病解。

第12条仲景冠以"太阳中风"，是为桂枝汤的主治证；第53条以"病常自汗出"为主诉，仍从营卫的视角展开讨论。从治疗功能看桂枝汤，既解肌（入营），又发汗（透卫）。基本病机是营卫不和。生理上的营卫本是相辅相成的，二者是以饮食水谷为源，以气血为体，而行其营卫之用的。以"荣行脉中，卫行脉外"为常，病则"荣卫不调"。太阳中风的"汗出"是"阳浮而阴弱"造成，虽然影响到"营"，原因在脉外之"卫"，故云"卫气不共荣气谐和故尔"，为什么呢？因水谷所化之精气"若雾露之溉"，遍布周身，清者为营，浊者为卫，内外通透，则营卫调和。换言之，营行脉中为卫之守，卫行脉外为营之使，营滋卫而使卫阳不亢，卫护营而使营阴不泄，二者相互为用。今脉外之卫不与脉内之营和谐，卫自出于脉外而不固，营失去卫固则不守，所以汗出。观第53条，使我们对桂枝汤之适应证开阔了视野，即桂枝汤不但主治太阳中风，亦善治因谷气不充导致阴阳失调、气血不足、营卫失和的所有疾患。

三、桂枝汤方药结构的五行象数思考

桂枝汤在《伤寒论》中应用广泛，方证多达 20 条。且《金匮要略》"呕吐哕下利""妇人妊娠""妇人产后"诸篇均有桂枝汤的证治。而桂枝汤类方，两书更是多达 41 首，病证情况各异。所以太阳中风仅仅是桂枝汤主治之一，解肌发表、调和营卫同样是其主要功能之一。清代医家徐彬（字忠可）说："桂枝汤外证得之为解肌调营卫，内证得之为化气和阴阳。"根据临床体会，桂枝汤的治疗病证总起来说以"虚"为主，或表虚或里虚，或阳虚或阴虚，且以脾胃功能虚衰为核心病机。对于桂枝汤的药味组成与药量思路，笔者遵《素问·上古天真论》"法于阴阳，和于术数"之论，以五行河图之理，取类比象，"本原"地思考如下。

桂枝汤由桂枝、白芍、生姜、甘草、大枣五味药组成，"五"乃天地交合之生数，河图所说"天五生土，地十成之"，所以此方的结构框架定位在"土"。

再看药量：桂枝、芍药、生姜均是三两，"天三生木，地八成之"，此三药定位在"木"，木应东方，主风，具舒畅条达之性，与药性的解肌祛风、调和在表之营卫合拍。甘草二两、大枣十二枚（十以上取个位数），"地二生火，天七成之"，此二药定位在"火"，且甘草、大枣二药观其象均属"外赤内黄"，恰合"火生土"之义，定位在"火"而归于"土"。结合桂芍姜之"木"位，则五味药的五行关系是木生火→生土→生金（拓展其用）。

可见桂枝汤组方的药味数与每味药量的数均构成五行相生之象，最后归结到"土"（框架定位），土为万物所归，气血生化之源，又应风木条达生发之象，则此方生生不息明矣！

唯其定位在"木"，主风，在外则调和营卫，主治虚人外感，或大病初愈的调护，或妇人杂病、妊娠、产后自汗恶风等，均可解肌发表而不伤

正；在内则温阳暖肝、缓筋急，主治少腹冷痛、阳痿、寒疝、阴冷、腹中急痛等。

唯其定位在"火"，主"少火生气"，温补心阳，主治心阳虚之面色淡白虚浮、心悸气短贫血、自汗等。

唯其定位在"土"，更具补益脾胃、生津液以充作汗之源，建中气以壮营卫之本的功能，主治脾胃虚弱之乏力纳差、腹胀便溏、虚人胃肠型感冒，甚至小儿脾胃不和、疳积病等。

观《伤寒论》太阴篇载桂枝汤，霍乱篇亦载"吐利止，而身痛不休者，当消息和解其外，宜桂枝汤小和之"，均围绕着中土而论，妙不可言！刚才提到了虚人外感，对于慢性呼吸系统疾病，如慢性支气管炎、支气管哮喘、支气管扩张，见面色㿠白虚浮、痰质清稀等中气不足、脾肺两虚之象，用桂枝汤加味，培土生金，正所谓"喘家，作桂枝汤加厚朴杏子，佳"。这是讲桂枝汤的五行意义。

论药物配伍，桂枝汤更具法外有法、方中套方之妙，请看：方取桂枝辛甘温为君，属阳主动，解肌发表，通透营卫，配芍药苦平微寒（入口久嚼味酸楚），属阴主静，二者动静结合，升中有降，散中有收，制客热而止汗，和营卫而固表；甘草、生姜、大枣皆入中土而补脾健胃。同时，甘草配桂枝，乃桂枝甘草汤，辛甘化阳，补土生火而益心阳；甘草配芍药，为芍药甘草汤，酸甘化阴，敛阴和营，柔肝缓急；妙在姜枣从脾胃化源，健脾养胃，且大枣配芍药，主阴血，安中养液以和营；生姜配桂枝，宣发阳气，和中健胃而解肌，属于横向层次，由内达外一线贯通，共奏内调脾胃、中调气血、外调营卫、滋阴和阳之功。

前面讲解到桂枝汤方后服法，我们注意到，对"若不汗""又不汗""若病重者"等情况，仲景变化的仅仅是缩短给药时间与增加服药次数，而原方药量始终不变，可见守其"数量"的秘密。《素问·四气调神论》讲"与万物沉浮于生长之门"，前面讲第12条时提到过，据统计，

《伤寒论》113 方中药物使用次数的排序中，居最前面的五味药依次是甘草、桂枝、大枣、生姜、芍药，竟然就是一个桂枝汤！难道是巧合吗？联系张仲景自序"余宿尚方术，请事斯语"，此中奥妙，耐人寻味。

《本经疏证》作者邹澍对仲景方素有研究，其云："桂枝汤中芍药、桂枝，一破阴，一通阳，且佐以生姜，解其周旋不舍之维；使以甘、枣，缓其相持之势，得微似有汗，诸证遂止，此实和营、布阳之功，断断非酸收止汗之谓也。"所言中肯。此方药用五味，坐镇中州，配伍主次分明，相互间丝丝入扣，凡病脾胃虚衰、营卫失和、气血不调、阴阳失衡者，不论内伤外感，通过桂枝汤的运用均可比较完美地实现疾病向好向愈的转化。所以，桂枝汤在临床中治疗的病种非常广泛，囊括内、儿、妇、外、男、精神神经科、五官科，包括某些过敏性疾患，甚至疟疾、痢疾（虚痢）、病毒性肝炎等传染病。只要辨证准确，抓住核心病机，无不应验。

第十二章　桂枝加葛根汤证

【原文】

太阳病，项背强几几，反汗出恶风者，桂枝加葛根汤主之。（14）

桂枝加葛根汤方

葛根四两　麻黄三两，去节　芍药二两　生姜三两，切　甘草二两，炙　大枣十二枚，擘　桂枝二两，去皮

上七味，以水一斗，先煮麻黄、葛根，减二升，去上沫，内诸药，煮取三升，去滓。温服一升，覆取微似汗，不须啜粥，余如桂枝法将息及禁忌。

臣亿等谨按：仲景本论，太阳中风自汗用桂枝，伤寒无汗用麻黄，今证云汗出恶风，而方中有麻黄，恐非本意也。第三卷有葛根汤证，云无汗恶风，正与此方同，是合用麻黄也。此云桂枝加葛根汤，恐是桂枝中但加葛根耳。

【读法释要】

一、此条文法结构特点

此条正是上条桂枝汤适应证需要完整理解的一个例证，如兼见项背强

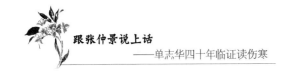
几几者，照搬桂枝汤原方就不妥，必须随证"加葛根"主之。冠以"太阳病"，则"头项强痛而恶寒"可知；今项强及"背"，是言太阳经输不利程度之甚，当"必恶寒"。然用一个"反"字做了否定，脱颖而出"反汗出恶风者"，于太阳病见此，即做出桂枝证的判断。此条举出"项背强几几"后，加"汗出恶风"，则太阳经输不利是营弱卫强所致，汗出津液损伤，太阳筋脉失其濡养则经输不利，故加葛根，于调和营卫的同时，取其"气质清轻"，借葛之升腾，引谷气以养太阳经输也。此条未明言发热，且"汗出"与"恶风"紧连在一起明写出，则是强调其虚（阴弱）的一面，故此条的"项背强几几"，亦属"阴弱"使然。"反"字在此有二义：一是桂枝证的病机，此种情况不常见；二是桂枝证见"项背强几几"，为"阴弱"的一种特殊体征，属虚。

二、再论开阖与经络之理

此条承上条"头痛"，由头及于"项背"，则足太阳循经自上而下之义明矣。再参看第7条，则太阳经脉含义既详且备。惜"非经"论者罔顾原文，主观附会己意到了掩质埋光的地步，殊觉可叹！"几几"即伸颈貌，本义形容鸟类伸颈欲飞的姿态。借此指项背部肌肉紧张度增高而牵强拘急不舒的状态。足太阳经脉，"其直者从巅入络脑，还出别下项，循肩膊内（肩胛肩背区），挟脊抵腰中"，手太阳经"上循臑外后廉，出肩解，绕肩胛，交肩上"，"其支者，从缺盆循颈上颊"。人体感受外邪先上而后下，手太阳经脉首先受病，遂压迫足太阳经脉，致使太阳之阳脱离肩胛而不绕，太阳之津脱离肩膊而不循，邪入手足太阳两经，叠加太阳于项背之中，这层意蕴要体会。太阳经输不利，津虚不能上达濡养经脉，故呈此象。因现太阳中风证，故于桂枝汤方加葛根走项背之经，取解肌生津之义。太阳主开，若阖而不开，则外证（桂枝证）作表证（麻黄证）论，无汗而已。经络走向一言以蔽之：举臂直立，阴升阳降。经络气化，理出必然。《素问·阴阳别论》云："阳加于阴谓之汗。"阴弱不升无汗，阳强不降亦无汗也。先贤陈伯坛云："本证则上开下亦开，独项背为中梗，手足太阳尽有反动力，翻无汗为有汗，故曰反汗出……谓太阳与项背，本不相反而适相反也……当以桂枝汤为禁剂，恐其收易而放难，唯有仿系铃解铃之法，太阳方翻作太阴方，则禁剂变为神剂矣。桂枝加葛根汤主之。"

三、本条与葛根汤比较

为方便对比，这里引入第31条："太阳病，项背强几几，无汗恶风，葛根汤主之。"可见，桂枝加葛根汤的项背强几几，是"反汗出恶风"，属邪在肌腠而经输不利者；葛根汤是"无汗恶风"，属邪实于表而经输不利者，故另立葛根汤解表而散经输之邪。这是就字面的意思讲。既然表证"无汗"，起首不曰"伤寒"而曰"太阳病"，后以"葛根汤"煞尾，暗示出病机属太阳病向阳明病过渡（故第32、33条引出"太阳与阳明合病"）又未离开太阳病阶段。同时，"无汗恶风"相连，含义丰富。既曰"无汗"，却以"恶风"取代"恶寒"，反映出表邪郁闭有化热的苗头（风为阳邪），但尚未形成明显的热象，故以"风"代"寒"。须知阳明篇中无葛根汤，太阳将入阳明阶段或阳明外合太阳当用葛根汤。"项背"为太阳经脉循行之地，前已论及。葛根汤条三症："项背强几几"是为突出主症而设，故列为一；"无汗"反映出病起于伤寒，或者说属麻黄证，但病势在变化，"寒"渐去又有"恶风"，表阳郁闭化热势头显露，自然与本条桂枝加葛根汤有别。

四、此方是变通桂枝汤之第一方

此意尤深，盖太阳寒水之气，其在天为寒，在地为水，人居天地之中。《素问·阴阳应象大论》所谓："地气上为云，天气下为雨；雨出地气，云出天气。"联系《伤寒论》太阳篇，地气不能上为云，故用麻黄汤、大

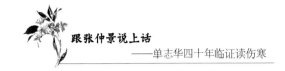

青龙汤之汗法升散也；天气不能降为雨，故用五苓散化气利水以下降也。故太阳寒水之气在人体则是讲水的大循环（阴升阳降）。考葛根一味，《神农本草经》谓之"起阴气"，字字精准。明末清初医家、浙江钱塘人张志聪诠释曰："葛根延引藤蔓，则主经脉，甘辛粉白，则入阳明，皮黑花红，则合太阳。故葛根为宣达阳明中土之气，而外合于太阳经脉之药也。主治消渴身大热者，从胃府而宣达水谷之津，则消渴自止；从经脉而调和肌表之气，则大热自除。治呕吐者，和阳明之胃气也；治诸痹者，和太阳之经脉也；起阴气者，藤引蔓延，从下而上也；解诸毒者，气味甘辛，和于中而散于外也。"（《本草崇原》，张志聪著）张氏力倡六经气化说，此解妙不可言。葛根入土最深，得阳明中土之厚味自下而上，气质清轻，起阴气而由阴出阳，自有逢云化雨之妙。此言并非玄虚，葛根汤治疗太阳表邪不解，初入阳明，阳明肌热不得宣泄，证见缘缘面赤额头痛、目痛鼻干卧不宁者，效果奇好。余在临证中见有颜面潮红属于阳明经热者，处方每每加葛根配生石膏而获效。此条于桂枝汤加葛根走太阳经脉，同样借葛"起阴气"之力，深入太阳经输升津祛邪于外也。大凡太阳经输不利，或太阳阳明合病者，必用葛根，不出此二义。胡希恕老师结合临床经验指出："西医称的脊髓炎，葛根汤用的机会很多（加白术、附子）；再就是一种常见病——腰肌劳损，直接用葛根汤原方也好使。一句话，项背肌肉失和，程度加重的疼痛（不仅是拘急），凡见与脊髓有关的腰痛，大概都用葛根汤为好。"（《胡希恕伤寒论授课笔记》，笔者整理）

五、葛根临证应用点滴

余曾治一老年女性患者，颈椎病术后并腔隙性脑梗死遗留头枕部连及颈项强痛，右上睑肌抬举无力，辨证处方每以桂枝加葛根汤合天麻钩藤饮，或镇肝熄风汤合降脂饮等，每方必重用葛根 45～60g，效果良好。葛根汤的阳明表证意义，《医宗金鉴·伤寒心法要诀》中有段很精辟的概括："葛根浮长表阳明，缘缘面赤额头疼，发热恶寒而无汗，目痛鼻干卧不宁。"此外，笔者临证中体会，凡见颜面潮红属于阳明经热者，处方每每加葛根（或配生石膏）而获显效。太阳表证见项背强直，于相应方剂中加葛根，更是屡验屡效。

病例一　某女，29 岁。

主诉：月经后期、量少加重 10 个月，伴少寐、手足冷。

现病史：近 1 年多因经常工作加班劳累出现经期错后，月经周期大约 35 天一行。尤其近十个月来逐渐发展到月经周期 45 天一行。伴少寐、手足易冷，目干涩胀痛、鼻腔发干甚则带血丝，纳可，大便 2～3 日一行，望诊颜面潮红，询问得知已有数年。舌红苔薄黄而干，脉细滑沉取不虚。

辨证：盖女子以肝为先天，以血为本。乍看主诉，属肝血不足，气血生化乏源，治当以四物汤加温经养血调肝之品。然观其人面色潮红明显（阳明经热），病初起于阳明经热，大便干燥说明阳明经腑同病。且"冲为血海"，"冲脉隶属阳明"，阳明乃多气多血之经。"阳明之上，燥气治之"，燥气太过，必伤津耗血，生化乏源，而呈上证，其手足易冷乃阳气郁闭使然。

立法：清泻阳明经腑，滋阴生津调冲。

处方：白虎汤与小承气合方，重用葛根 30g（针对阳明经热），全栝楼 30g，石斛 30g，当归 15g，白芍 15g，肉苁蓉 20g，益母草 15g，生地黄、熟地黄各 30g。

按此思路加减治疗两月余，月经周期由治疗前的 45 天一行，缩短至较正常月经周期（28 天），错后 3～5 天，且月经量有增。大便日 1 次。患者尤可喜者，颜面潮红毛孔粗大亦明显好转，情绪安静时与正常肤色相同。患者高兴地说：为了治脸潮红，这几年去皮肤科、美容院已经花了上万元，来您这里治疗月经，没想到喝汤药把脸红、便秘也给治了。

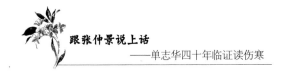

病例二 某女，33岁。

人工流产术后两天出现发热，体温37.9℃，伴呕不欲食，项背强直僵硬，腰痛如折。因家属代述，发照片观察舌象，舌质淡，边有齿痕。本《伤寒论》妇人血室空虚易感外邪之论，与《金匮要略》妇人产后失血失濡筋脉失养，感邪后易病痉、病郁冒的记载，予小柴胡汤加葛根：

柴胡 10g	黄芩 5g	法半夏 5g	党参 10g
葛根 15g	炙甘草 3g	生姜 6g	大枣 15g

一剂。

嘱：加水800毫升，文火煮取400毫升，去滓，再煮取300毫升，分两次温服。患者于当日晚22点服药后安睡。翌日晨起自觉爽慧，体温36.9℃，午11点服二次药。午后体温平稳，17:40测体温36.4℃，告愈。

第十三章　太阳病误下气上冲者

【原文】

太阳病，下之后，其气上冲者，可与桂枝汤，方用前法。若不上冲者，不得与之。（15）

【读法释要】

一、本条文字语气揣摩

"太阳病"包括太阳伤寒与太阳中风，以法当汗。"下"属误治。"下之后"津液已伤，在这种情况下，即使是伤寒表证仍在，亦不可再汗，当与桂枝汤"取微似汗"（方用前法）。换言之，太阳病误下后表证仍在者，只能依照前法用桂枝汤（于解表同时安中养液），不能用麻黄汤（峻剂发汗）。云"可与"，大有商量的余地。意在言外，此"太阳病"不一定就局限于中风证，同时也推广了桂枝汤的使用范围，属桂枝汤的变证。第21条"太阳病，下之后，脉促胸满者"，其"脉促"与本条之"气上冲"意义相同，均为正气未衰抗邪的反应，可互参。

进一步思考，上条言邪犯太阳经脉之"形"，见"项背强几几"；本条则言误下邪犯太阳经脉之"气"，见"其气上冲者"。当深究其义，《内经》曰"味归形，形归气"，即饮食五味可以滋养形体，而形体生成有赖气化功能。太阳病其形者，则经输不利，需桂枝加葛根汤清轻升阳（津液）以疏解之；太阳病其气者，则经气不因下后内陷而上冲，仍有外解之机，故曰"可与桂枝汤，方用前法"，即"服已，须臾，啜稀粥一升余以助药力"，充谷气作汗源以养其形，继而"温覆令一时许，遍身漐漐微似有汗者"以解外。"其气"指太阳经气；"上冲"指病势向上正气未衰，以此来判断"可与"或者"不得与之"。

二、《伤寒论》"气上冲"者约七条

本条"太阳病，下之后，其气上冲者"，指的是太阳本气的上冲。为什么会上冲？前论太阳概念时讲过，太阳中见少阴，通过少阴本热之气促进太阳寒水的功能转化，于是膀胱之水腑，经中见之气化（命火）形成卫气，蒸腾上达而卫外，以完成太阳主表主开上行外达的作用趋向。可见，太阳的生理即寒水化气的生理，以脏腑经络为体，以气化为用，体用兼备，本末一贯。所以误下后若太阳表证仍在，邪气未内陷，正气未衰，见"其气上冲者"，仲景未明确气冲的具体部位，说明治疗还是以太阳表证为主，当以解表发汗为大法。然此种情况下的汗法，因属已经误下，故不宜麻黄汤发汗，只"可与桂枝汤"。此外，《伤寒论》有关"气上冲"的其余六条均明确了具体部位，而施以不同的治疗，有虚、热、实证之不同：虚证有中阳虚、水气上逆，见"气上冲胸"的苓桂术甘汤证（第67条）；有心阳虚、下焦寒气上乘，见"气从少腹上冲心者"的桂枝加桂汤证（第117条）；有阳虚饮动脉甚微（津血虚极），见"气上冲咽喉"，久而成痿（第160条）；热证有厥阴病消渴，邪热上逆，见"气上撞心"者（第326条）；阴阳易之为病，少腹里急或引阴中拘挛，阳虚内热，见"热上冲胸"之烧裈散证（第392条）；实证有痰涎壅滞气机，见"气上冲咽喉不得息者"之瓜蒂散证（第166条）。便于临床鉴别，学者不可不知。

第十四章　"坏病"概念与变证治则

【原文】

太阳病三日，已发汗，若吐，若下，若温针，仍不解者，此为坏病，桂枝不中与之也，观其脉证，知犯何逆，随证治之。（16）

【读法释要】

一、准确把握此条文义

上条言误下后其气上冲者"可与桂枝汤"，这是一种特殊情况，但不是"桂枝汤主之"，不是必用，而是"可与"；此条言误治或坏病者，强调"桂枝不中与之也"，言外反证上条不是必用桂枝汤了。但有一种情况，即太阳病经发汗后表不解者，仍可用桂枝汤解表。若经吐、下、温针误治者，则桂枝汤不可用。

"太阳病三日，已发汗"，当为正治。然有麻、桂汗法的不同。此"已发汗"若属麻黄证，汗后其病当解。据行文语气可以推断，此太阳病三日，于未"发汗"前当为桂枝证，医者误用麻黄汤"发汗"，已属误治，故表未解。观仍不解之"仍"字，表明"已发汗"后即"不解"，继而一误再误而"仍不解"。"仍"是一种维持状态，暗示此不解是指表证，与冠首"太阳病"相呼应，即三日已经过发汗后，又经误治而表"仍不解"。

仲景此条是与上条相呼应，上条言"可与"，语气勉强，意犹未尽，于是补出此条，强调其"不中与之"。所以，此条与上条相连读，语义完整。讨论桂枝汤之用，既立出严谨法度，言之有物，无空泛之语，又在法度前提下，强调辨证的灵活性。云"观其脉证"是辨证施治的前提，脉与证候比较，脉更重要，故置于前。临床中在很大程度上，对证治疗分寸的把握取决于脉，这是需要下大功夫的一门学问。所以脉诊对于中医诊断治疗具有重要价值。

二、"坏病"概念

《伤寒论》言"坏病"者有两条。除此条外，还有第267条："若已吐、下、发汗、温针，谵语，柴胡汤证罢，此为坏病，知犯何逆，以法治之。"即因误治乱治，原有的柴胡证罢，仅见谵语，余未列出脉证。此条无谵语，而强调"脉证"，本太阳病三日，因屡经误治而变端莫测，故"桂枝不中与之也"。所谓"坏病"，指屡次误治，病情变化多端，甚至恶化，证候变乱，病无主名者，故称。唯一的办法就是"观其脉证"，抓住"逆"之见端，结合体质因素，因势利导，随证之一而治其一，随证之二而治其二。其实后面条文多有涉及，如汗之不当，表邪化热入里转属阳明，见口燥渴、谵语；或亡阳、误下后造成虚烦、结胸、心下痞证，吐后内烦胀满，温针后鼻衄、惊狂等，均属坏病。

刘渡舟老师认为："'坏病'之含义，似有正证自败，而又发生新的症状为其标准，它与'变证'情况有共同之处。为此，'坏病'的出现，取决于自身的内在条件，至于误治问题，有的可以发生'坏病'，有的也不发生'坏病'，这样去理解'坏病'的产生，则庶几近之了。"（《刘渡舟伤寒论讲稿》，刘渡舟著）刘老所说"取决于自身的内在条件"，从临床角度看，当注意病人的体质因素和基础病、原发病，中医治病是治疗"病的人"，针对受病之体来辨证论治，而不是单纯就病论病。那种什么药治什么病，或者什么病一定用什么药的单纯治病观点，最易导致"坏病"，不可不慎！

三、"知犯何逆"是推测误治的结果

这里未列出具体误治之变，属省文。关键是"逆"，在这里是指误治发生的各种变证。前第6条风温"发汗"，继而"被下""被火"等误治，属"一逆""再逆"。后面更是详述了大量因误治造成的逆证、坏病，不外津液亡甚而虚，变证蜂起。如误汗导致漏汗不止的桂枝附子汤证；误汗导致身疼痛、脉沉迟的桂枝新加汤证；误汗下击动里饮的苓桂剂诸证；或误下导致邪热内陷水热互结之陷胸汤证；误下导致心下痞之泻心汤诸证；误下导致热邪入里形成阳明里实证；或误用灸火、烧针、熨背等，重伤津液，损伤心阳的桂枝甘草龙骨牡蛎汤证；以火迫劫之，亡阳必惊狂的桂枝去芍药加蜀漆牡蛎龙骨救逆汤证，等等。

四、"随证治之"的思维方法

"随证治之"字面的意思是：跟随其变化的证候所指，采用相对应的治法去治疗。从临床看，这个"证"大有讲究，不同的体质，变化不同，证候就异，阳气素盛之人易从阳化热，阳虚阴盛之人易从阴化寒；既往有慢性病史者更是原发病合并继发病，而继发病又可有多种复杂的表现等，所谓"推其形脏原非一，因从类化故多端"即是。这是讲疾病的复杂性。但临证并不是无规律可循，抓住纲领的东西，即可以不变应万变，从《伤寒论》的视角辨证，如胡老所说：先辨六经，继辨八纲，最后落实到方证，达到方与证的高度对应。

五、临证六经辨证诊治步骤

第一，先辨六经，即根据病人主诉，用六经分类刻下症候群以确定病位（表、里、半表半里）。

第二，继辨八纲，即根据病人的气色、舌象、脉象以辨阴阳、分寒热、定虚实，以此来确定病性，抓住核心病机。

第三，主治方药与脉证的高度对应，即确定主治方剂框架（主方或两方、三方之合方）。

第四，在主治方剂框架下加减药物（照顾到既往病史与兼症）。

在以上四步辨证中，抓住"阴阳水火"四字。"善诊者，察色按脉，先别阴阳"，阴盛则阳虚，水胜则火衰；反之阳盛则阴亏，火胜则水干。"水火者，阴阳之征兆也"。临床只要详辨六经，抓住阴阳水火，"随证治之"何难之有？正所谓"漫言变化千般状，不外阴阳表里间"。

此外，在诊病过程中，笔者较重视望诊，面部气色的明暗，额头、印堂、鼻准头、口唇的颜色及润燥，以便了解体内脏腑的功能状态。

即仲景《伤寒杂病论·序》所批评的"明堂阙庭，尽不见察"，言下之意，望诊要注意这几个部位。明堂即鼻准部；阙，本义指宫门外两边连接宫门的楼台，中间有道路，此指两眉之间的印堂；庭为额部中央及颜面。实践证明这些都很有辨证意义。

第十五章 "桂枝本为解肌"释义

【原文】

桂枝本为解肌，若其人脉浮紧，发热汗不出者，不可与之也。常须识此，勿令误也。（16续）

【读法释要】

一、"桂枝本为解肌"别有深意

此条是对前几条论述桂枝汤适用范围、使用法度之后的一个小结，并言简意赅地归纳出桂枝汤的作用原理——"本为解肌"。胡希恕老师讲："何谓'解肌'？前中风条已讲，因病邪深（相对于皮表），精气不足以祛邪，反汗出，邪乘汗出之虚，遂离表皮而入肌肉组织，故病邪在肌而用此汤，安中养液，增强精气，使精气充于肌肉，汗出邪与汗共并而去也。所以，言'桂枝本为解肌'，与专门除皮表之邪的麻黄汤大相径庭。所言'脉浮紧，发热汗不出者'是也。'紧'者紧绷绷，麻黄证。'汗不出'即汗不得出，欲出不得，不是'不汗出'。皮表不开，精气不虚而是实，故麻黄证万不可用桂枝汤，否则'实以虚治'则致大祸。"清代陈修园云："此解肌

125

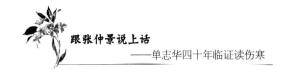

与麻黄为肤表之剂有别。盖邪之伤人先伤肤表，次及肌腠，唯风性迅速，从肤表而直入肌腠，则肌腠实而肤表虚，所以脉浮缓，不曰伤而曰中也。"由此可见，不论胡老抑或陈修园，均从风邪入中达于肌腠的角度解释"桂枝本为解肌"，本质上与桂枝汤"调和营卫"功能如出一辙。仲景特言"桂枝本为解肌"当有深意。

对此，笔者注意到李阳波先生的见解，他认为桂枝汤主治脉浮缓、发热汗出，属肌腠松弛之证（表虚证），"因此'解肌'是针对麻黄汤之肌腠紧实而言的，故'解'不读作 jiě 而读 xiè，即懈象松弛之意。'桂枝本为解肌'应该理解为桂枝汤的根本作用是为肌表的松弛即懈象而设的。通过桂枝汤主治'解肌'证候的考证，我们在临床上可以考虑用它来治疗某些重症肌无力和某些肌肉弛缓症"（《李阳波伤寒论坛讲记》，李坚等整理）。此解不一定完全是仲景本意，但明显拓宽了桂枝汤的临证拓展空间。仲景于《伤寒论》中探讨桂枝汤的条文有 23 个，连同《金匮要略》，桂枝汤类方多达 41 方，同样在诠释着"桂枝本为解肌"的丰富内涵。

我们再来看，此条"脉浮紧，发热汗不出"是举麻黄汤脉证与桂枝证鉴别。"发热"与"汗不出"紧连，是正邪交争于表，表阳郁闭之甚却汗不得出，提示机体自然疗能欲作汗从表而出，与大青龙证的"不汗出而烦躁者"（表阳郁闭而化热）有程度之别。由此可见，仲景此条是告诫人们，桂枝汤不能用于表阳郁闭的麻黄证，并一再叮嘱："常须识此，勿令误也。"笔者认为，仲景此条有特殊的临床意义，讲桂枝证、麻黄证，二者有严格的原则性，不识此则虽智大迷。伤寒与中风乃太阳病构成之两大系列，在成病之因、受病之体、病机演变、所致脉证上均截然不同。刘老认为："此'识'念智（zhì），知道、记住之意。就是说，临床医生必须牢记于心，不可忽视，否则就会犯错误。""若其人脉浮紧，发热汗不出"误服桂枝汤，是"实以虚治"，助其邪而张其焰，犯"虚虚实实"之戒！

二、临证当警惕 "实以虚治"

前有论寒热并见、寒热之有无、寒热之太少两感，至此条开始论虚实，尤其警惕 "实以虚治" 之误，此意推而广之，对盲目滥用补药以求延年之风气，亦是一种警示。先贤陈伯坛此解透彻："医者亦知桂枝汤先阖后开乎？其原动力则收回皮毛之汗，还入肌理；其反动力则提携肌理之汗，续出皮毛。苟未明分肉之间，本有溱溱之汗为涵濡，则末矣。"（《读过伤寒论》，陈伯坛著）这是讲桂枝汤入营透卫以止汗的机理。继而先生比较麻桂论汗之原理云："盖浮升太阳之阳者汗，沉浸太阳之阴者亦汗，其本阴若不胜谷气者然，正阴弱汗自出之候也。若其人脉浮紧，何来一脉如出两人乎？阳则开而阴则阖，此反弱为强之紧脉，欲闭拒外邪者也。独惜外邪不为其所拒，而汗则被拒。宜其发热证具，足证阳尚存，汗出证不具，显非阴亦弱。是中风证仅有其一，伤寒脉又类其半，无非麻桂二证不悉具，殆不关于余邪之幻相。"（引证同上）此乃深悟有得之言。浮升太阳之阳者汗，即麻黄汤发表之汗；沉浸太阳之阴者亦汗，即桂枝汤解肌之汗；而桂枝汤所治之汗就是 "本阴若不胜谷气者，正阴弱汗自出之候也"。联系仲景麻桂并用的三个 "小汗法"（详见相关条文），临证把握此条禁用桂枝汤的关键在于 "其人脉浮紧，发热汗不出" 十字，这是典型的 "卫闭营郁"，与桂枝汤证的 "营弱卫强" 迥然有别。

第十六章　湿热内蕴者禁服桂枝汤

【原文】

若酒客病，不可与桂枝汤，得之则呕，以酒客不喜甘故也。（17）

【读法释要】

一、明确桂枝汤"唯湿热者禁"

"酒客"指平素嗜酒之人。酒能蕴湿酿热，若因酒生热，蒸于外而汗出者，属热在内也。临床这种病人常见，"发热、汗出、脉缓"，不仅饮酒易汗，甚至平日吃饭即汗出，舌苔黄腻，或白腻微黄，因体内有湿浊，脉亦浮缓。此类人是热在内，所以怕热而不恶风，自与桂枝汤表虚的汗出恶风不同。此条以酒客作比，推而论之，凡汗出者，需辨热在表在里，属里热汗出者，不可用桂枝汤。但问题不止于此。仲景唯恐学者误解成嗜酒之人患太阳中风证"不可与桂枝汤"，故不惜笔墨，加注十二字说明所以然："得之则呕，以酒客不喜甘故也。"因湿热中阻之人所表现的脉证貌似"太阳中风"，故仲景举酒客为例以表达"唯湿热者禁"这样一个观点。且用酒客"病"与太阳中风"证"相区别，以"酒客"作陪，本意指患了湿热内蕴一类的病。同理，"酒客不喜甘"，当为湿热内蕴之人不适用桂枝汤辛甘温剂。

前述桂枝汤证有"鼻鸣干呕"，"其气上冲者，可与桂枝汤"，此条却"得之则呕"，言外，不与桂枝汤则不呕，呕由桂枝汤来。很显然，酒客病不是太阳中风的病机。较之第16条言表虚表实，太阳表实禁用桂枝汤；此条以酒客比喻，言发热汗出在表在里，里热汗出者不可与桂枝汤。统以体内湿热蕴积、甘能助温助热，故曰"得之则呕"。

二、"酒客"病位在皮毛络脉

考《灵枢·经脉》曰："经脉十二者，伏行分肉之间，深而不见；诸脉之浮而常见者，皆络脉也。"又曰："饮酒者，卫气先行皮肤，先充络脉，络脉先盛。"说明饮酒之人，因酒性具有慓疾之气，先是随卫气行于皮肤，充溢络脉，使络脉首先盛满。皮肤在肌腠之外，络脉在肌腠之内，而"桂枝本为解肌"，病位不同，此借酒客以喻病在皮毛络脉也。故"酒客病，不可与桂枝汤"。桂枝汤乃辛甘温之剂，酒客得之，则皮毛之邪循肌腠入于胃，故呕。甘能令人中满，更何况长期湿热蕴积脾胃之酒客乎？长期大量饮酒，其结果是引起胃炎、胃溃疡或者肝硬化，胃黏膜处于水肿充血状态。病酒者，一般喜清凉而恶甘温，所以临床问诊首要一点是抓主证，同时家族疾病史和个人生活史（烟酒等嗜好）的问诊亦不可缺。

三、第17～19条行文排列的构思

仲景写作此条时想必煞费苦心，喜酒而不喜甘，从欲与不欲处落笔，写法上类似第11条"反欲得衣"与"不欲近衣"。且仲景本《灵枢经》之论："饮酒者，卫气先行皮肤，先充络脉，络脉先盛。"故编排上第17条言"酒客病"，第18条从皮毛而论喘家，第19条从络脉损伤而言吐脓血。此种行文构思，学者不可不知。

第十七章　桂枝加厚朴杏子汤证

【原文】

喘家，作桂枝汤，加厚朴杏子佳。（18）

桂枝加厚朴杏子汤方

桂枝三两，去皮　甘草二两，炙　生姜三两，切　芍药三两　大枣十二枚，擘　厚朴二两，炙，去皮　杏仁五十枚，去皮尖

上七味，以水七升，微火煮取三升，去滓。温服一升，覆取微似汗。

【读法释要】

一、此条"佳"字耐人寻味

揣摩仲景此条，其前后条文均属桂枝汤禁忌证，教训多多，不免心灰意冷。今又偶遇喘家之虚者，言喘多属麻黄系列，桂枝系列无喘，考虑其虚，桂枝汤可与。但喘病处于发作期，虚喘实作，虚中夹实，脉证支持用桂，但需要权变，喘家太阴脾肺素虚，于理太阳主开，太阴亦主开，原方加味以为用。一个"佳"字表明，用了桂枝汤加厚朴杏子后效果很好。故仲景面露喜色曰"佳"。清代张志聪云："夫喘家肺气之不利，由于脾气之

不输，故作桂枝汤，必加厚朴以输脾气，杏子以利肺气乃佳。"此是变通桂枝汤之第二法。

二、"随证治之"要考虑到既往病史

喘家即素有喘病患者，相当于现代的急性气管 – 支气管炎、慢性支气管炎、支气管哮喘、慢性阻塞性肺病、肺气肿等呼吸系统疾病。桂枝证悉俱，唯兼喘者，仲景于桂枝汤外，加厚朴输脾宽胸，杏仁宣降肺气。引申言之，上条是指脉证相似但病机不同，则治法不同。此条是指同属桂枝证，当考虑既往病史不同而有处方加减的变通。同样是"随证治之"大原则的具体运用。

三、太阳与太阴合病临证点滴

本条实际上是一则病案记录。平素喘病患者虚多实少，或标热而本寒，标实而本虚。据此，笔者临证遇有慢性呼吸系统病史者，辨证多用此方（配合苓桂术甘汤、甘草干姜汤）而获效。

病例 某男，70 岁。

主诉：痰喘加重 1 周。

现病史：自诉小时候就开始喘，且喘不分冬夏，无明显季节性。1 周前因睡觉吹风扇，醒后周身酸楚不舒，以喘为主，夏季喜凉恶热，易汗出，从不敢喝冷饮。

刻下症：痰涎壅盛而稀白，呼吸气粗，听诊双肺可闻及痰鸣音，自汗，大便软，日 2 次，精神尚可，舌质淡红苔白滑，舌涎欲滴，脉浮缓滑不虚。询问其喘晚睡前或晨起加重否？答曰：早晚均不明显，约夜半一两点钟起夜一次，有胸闷感，不严重，不太影响睡眠。但患者强调临近中午气喘加重，午饭后胸闷憋气明显，持续约 2 小时后缓解。

六经辨证：此病汗出、脉浮缓滑为太阳中风夹痰证，喜凉恶热却不敢喝冷饮，乃标阳而本阴，余症和舌象均表明病在太阴脾肺。盖脾虚水饮内停，不能化精散布于肺，饮聚生痰，源源不断上迫于肺。考《伤寒论》第9条"太阳病欲解时，从巳至未上"，中心时辰午；第275条"太阴病欲解时，从亥至丑上"，中心时辰子。此乃典型之新感宿疾太阳与太阴合病，而以太阳病为主。

治疗：调和营卫，温化痰饮，降逆平喘。

处方：桂枝加厚朴杏子汤合甘草干姜汤，7剂。

嘱于中午11点（进入午时）服一次，晚23点（进入子时）服第二次。

反馈：1周后复诊，痰喘大减，中午胸闷感已不显，且痰涎少多了。上方加五味子6g，继服巩固。

第十八章　里热内盛者禁服桂枝汤

【原文】

凡服桂枝汤吐者，其后必吐脓血也。（19）

【读法释要】

一、行文突出"凡""吐""必"三字

此条是在综合了上两条后，又进行了一次概括。从行文看，"吐"而曰"必"，则病势很难逆转可知；起首曰"凡"，显然具有概括一般的意义。故一个"凡"、一个"吐"、一个"必"，突出了此条具有一般性的指导意义。此承第17条"得之则呕"句来。"凡服桂枝汤吐者"，必是里热内盛之证，不言呕而言吐，里热程度剧烈可知。既谓之"服桂枝汤"，必有似是而非之"太阳中风"证，服而即吐说明里热之甚，则吐前懊恼闷乱之状可以想见，热势上逆，损伤肺络，必有痈脓之变而"吐脓血"。

二、第16～19条文法结构意义

此四条（第16～19条）文气一贯，需连读。首言表虚表实，表实禁

133

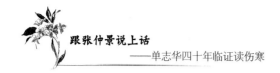

用桂枝汤；次言酒客"不可与桂枝汤"；再次言其权变，"桂枝汤加厚朴杏子佳"；最后言甘味壅塞"必吐脓血"。"其后"二字，给出变化的时间，即脓血非一朝一夕酿成，并置于后。"必"者于理则必，里热壅盛再投以甘辛温，甘令人满，辛温助热，故"其后必吐脓血"。由表证虚实到里热壅盛，胃内湿热之呕到肺热痈脓之吐（均从得桂服桂引发），又由喘家之虚到肺热之实，层层深入，将桂枝汤禁忌揭示无余。举一反三，则里热证禁甘温之治用意甚明。

三、《伤寒论》4 条痈脓之变条文

除太阳篇此条外，《伤寒论》涉及痈脓之变者还有三条，均在厥阴篇。第 332 条讲厥热胜复云："后三日脉之而脉数，其热不罢者，此为热气有余，必发痈脓也。"第 357 条："咽喉不利，唾脓血，泄利不止者，为难治，麻黄升麻汤主之。"第 376 条："呕家有痈脓者，不可治呕，脓尽自愈。"一言以蔽之，厥阴太阳乃少气多血之经，营血易于受热，血败肉腐成脓。针刺太阳、厥阴之治，同样是"出血恶气"（只可出血，不宜伤气），这在《素问·血气形志》篇里有详细论述。胡希恕老师不讲经络，他从《金匮要略》举证对比说明，指出："里热服桂枝汤定吐。发汗伤津，更助其里热。《金匮要略·肺痿肺痈咳嗽上气》篇：'问曰：热在上焦者，因咳为肺痿。肺痿之病，从何得之？师曰：或从汗出，或从呕吐，或从消渴，小便利数，或从便难，又被快药下利，重亡津液，故得之。'总之造成津伤，本里热，再助其热，再伤其津。肺为娇脏易伤之，且热伤血脉，血气凝滞，发为痈脓之变。故内热不宜甘温，否则热逆于上即伤肺，当戒慎。"大量饮酒之人感冒后服桂枝汤可能会引起呕吐。

西医学认为，胃溃疡患者大量饮酒，很容易引起胃穿孔，甚至死于急性腹膜炎（热实结胸证），小穿孔得到治疗者，往往形成膈下脓肿，膈下

脓肿可以穿破膈肌到胸腔，在胃部炎症或呕吐时腹压增大，也可以再穿破胃，引起呕吐脓血。这种情况在古代应该不是少数，这种疾病谱的变化，研究《伤寒论》时一定要考虑进去。肝硬化门脉高压症，当胃黏膜受到刺激时，也可诱发出血，引起吐血。（《伤寒论现代解读》，李同宪、李月彩著）

第十九章 桂枝加附子汤证

【原文】

太阳病，发汗，遂漏不止，其人恶风，小便难，四肢微急，难以屈伸者，桂枝加附子汤主之。（20）

桂枝加附子汤方

桂枝三两，去皮 芍药三两 甘草三两，炙 生姜三两，切 大枣十二枚，擘 附子一枚，炮，去皮，破八片

上六味，以水七升，煮取三升，去滓。温服一升。本云桂枝汤，今加附子。将息如前法。

【读法释要】

一、言"桂枝本为解肌"的反面

在集中讨论了桂枝汤禁忌证后，仲景针对桂枝汤的给药方法，进行举例说明。前第16条"桂枝本为解肌"是正面言之，即桂枝汤不能用于麻黄证。此条言其反面，本属表虚之桂枝汤证，误用麻黄汤发汗。误发虚人之汗，见"遂漏不止"的客观体征，并呈现一派自觉症状"其人恶风、

小便难、四肢微急、难以屈伸"。以"太阳病"冠之，属表证无疑。自与"病常自汗出者"有别，示人以范围。从行文比较可知，此条无"发热"，发汗则"遂漏不止"并"恶风"，显然病情急迫。本属太阳表虚证，医者或"虚以实治"，或汗不如法，导致"如水流漓，病必不除"，且进一步，阳病入阴（陷入少阴）。胡希恕老师指出："此条与'桂枝本为解肌'条相反。彼言桂枝汤不能用于麻黄汤证；此言桂枝汤证误用麻黄汤发汗，遂即汗漏不止，大汗亡阳。其人只恶风寒而不发热（'无热恶寒者发于阴也'），表未解而病陷入阴。'大汗淋漓，病必不除'。津失过多则无津可下而'小便难'，津失而组织枯燥，则'四肢微急，难以屈伸'，虚极而为阴证，汗多体温放散，故亡阴亦亡阳，故用桂枝加附子汤。此方应用标准：桂枝证而陷入少阴病。"（《胡希恕伤寒论授课笔记》，笔者整理）胡老讲得非常到位。

仲景不言小便少，而言"小便难"，此"难"含义有二：

一是津液大伤，无尿可出。非气化不利之"小便少"，亦非湿热下注之小便短涩。

二是阳气下陷，病人自觉似有尿意，但解之又无。

二、太阳桂枝证陷入少阴病

太阳病法当发汗。但汗出是"遍身漐漐微似有汗者益佳，不可令如水流漓，病必不除"。今发汗致汗漏不止，不仅桂枝本证未除，且阳随汗泄，膀胱寒水无阳以化气，故在外恶风，在下小便难，是为桂枝证陷入少阴病。阳气者，柔则养筋，阳虚不能柔养筋脉，故四肢微急，难以屈伸。方中取附子大力回阳以固少阴之本，阳回则汗止，汗止则津复。初病在太阳表虚用桂枝汤，转入少阴加附子。此方与真武汤比较，真武汤是救里寒亡阳之失，急救回阳用附子；此条是救表寒漏汗之失，急于温经用附子。汗多之变有几个转归：亡阴、亡阳，或阴阳俱竭。此条属漏汗致阴阳俱

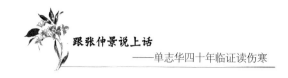
虚，尚未到"俱竭"的程度。即汗漏—伤阴—亡阳；治疗：回阳—汗止—津复。

三、临证得失话桂附

余 2017 年夏曾治一名 35 岁女子，主诉身热、恶风寒、"常自汗出"。自诉 3 年前因不慎跌落导致腰椎粉碎性骨折，术后遗留多汗证至今，夏天尤怕吹空调，且夜间盗汗。对方微信咨询后，余开桂枝汤加煅龙骨 45g、地骨皮 8g，3 剂。自认为成竹在胸。然患者服一剂即反馈云：汗出更甚，用她自己的话形容是"疯狂汗出"，伴心慌心悸、腰虚软无力，以致不能安枕。

遂于次日切脉，查其脉沉细而弱，舌淡红苔润，改用桂枝加附子汤，炮附子用 10g（先煎 1 小时），加人参 10g、山茱萸 60g，扶阳益阴，一剂知，汗收而安睡。

此案误诊后补救，由此深刻体会三点：

一是用仲景方必须辨脉证，据脉辨六经。此前仅电话问诊，据证候处方而未辨脉（这里辨脉决定着病在太阳还是内陷少阴），且服桂汗不如法，必然有误，犯了"服桂枝汤大汗出"之戒。

二是仲景方证是真正的"尖端"水平。据脉辨证应用准确必然效若桴鼓；而貌似"方证对应"实则误诊，反掌间即呈明显的副作用，这就是经方的"个性"。不似后世方药，临床大多疗效平平，吃不好也吃不坏。

三是桂枝汤的止汗机理，每每先解肌发汗而后止。并非注家们所认为的"麻黄汤无汗能发，桂枝汤有汗能止"那样绝对。如前所述，桂枝汤是"本为解肌"，入营透卫，即先解肌（入营），继而发汗（透卫），邪与汗共并而出，而达到止汗（使散出于脉外之津收回，归入脉中）的目的。

此外个人还体会到，若仅以汗出为主，并非典型的"发热、汗出、恶风、脉缓"四症齐备，则桂枝汤的使用要慎重。如本案后来，患者亦时有小汗出、恶风寒、口渴、腰腿挛直僵硬，但无表证发热（或身热不显），则不宜直接使用桂枝汤。本《素问》"阳化气，阴成形"之旨，以芍药甘草汤合生脉散加味，益气养阴、舒筋缓急敛汗为疏。方药如下：

人参 10g　　　麦冬 15g　　五味子 15g　　　白芍 30g

炙甘草 15g　　山茱萸 60g　　生黄芪 15g

脉沉弱者加炮附子 6g（先煎）扶阳。

按此思路辨脉证加减，患者间断服药数月，身体恢复稳定。

四、此条现代医学解读

西医学认为，发汗过多引起失盐失水，机体血容量减少，当血管内容量减少时，外周的容量感受器（低压容量感受器位于心房）通过不同途径导致抗利尿激素释放，抗利尿激素能提高肾远曲小管和集合管对水的通透性，从而使水分的重吸收增加，尿量减少，所以小便难；由于血容量减少，供应皮肤肌肉的血量减少，所以出现恶风和四肢拘急的感觉。附子具有扩张皮肤、内脏毛细血管的作用，能兴奋副交感神经，因而可以抑制汗腺的分泌，机体通过自我调整作用，恢复正常血容量，所以汗止则液复，而小便难、四肢拘急自愈。(《伤寒论现代解读》，李同宪、李月彩著)

第二十章　桂枝去芍药汤证

【原文】

太阳病，下之后，脉促胸满者，桂枝去芍药汤主之。（21）

桂枝去芍药汤方

桂枝三两，去皮　甘草二两，炙　生姜三两，切　大枣十二枚，擘

上四味，以水七升，煮取三升，去滓。温服一升。本云桂枝汤，今去芍药。将息如前法。

【读法释要】

一、促脉的临床意义

首先应清楚何为脉促？《伤寒论》言脉促者有四，除此条外，尚有第34条"太阳病，桂枝证，医反下之，利遂不止。脉促者，表未解也"；第140条"太阳病，下之，其脉促，不结胸者，此为欲解也"；第349条"伤寒脉促，手足厥逆，可灸之"。

观此四条可以认为：

一是脉促与太阳表证有关，是表证介于解与未解之间的一种脉象。

二是太阳病误下后里虚，表邪欲陷未陷而气上冲，故脉见促。

就脉形而言，胡希恕老师认为："促者，短促也。促进（靠近）于外、上之意。靠近于外为浮，近于上者为寸位。总之，脉促，即脉关上浮，关下沉也。此条'胸满'是在下之后，说明为气上冲，与第15条'其气上冲者'义同，属表未解。此气冲于上，同时下后气虚于里，可见气上冲则上实，其脉应之而见促（浮在关上），因腹气虚而沉在关下。"（《胡希恕伤寒论授课笔记》，笔者整理）个人认为，就促脉病机而言，胡老此解与《辨脉法》促脉的定义并不矛盾，而是一种补充。"脉来数，时一止复来者，名曰促。脉阳盛则促"。临床上常见外感高热患者，误服"寒凉泻火药"见大便稀而发热仍在者，切其脉来急促关上浮（心率快而有力），或见时一止复来者（期前收缩）。所以这里的脉促，即心率快而有力，或者有期前收缩，二者都由水、电解质紊乱引起。

二、"脉促"与"胸满"密不可分

胸满属自觉症状，满而在胸，病位在上也；脉促即关上之脉急促。此一脉一症表明病势向外向上。此胸满出现在下后，乃太阳病表邪初入于里，"邪气传里必先胸"，胸为太阳之里，所以脉促往往出现在太阳病误下，正邪交争在胸位这个阶段，使其不得下传。先言脉促后言胸满，既表明病势向外向上，有拒邪外出抗病机能，又存在下后里虚、邪陷于胸的客观情况。尽管下后，所幸病在阳位尚未入阴，在胸而未及于腹。故桂枝去芍药之敛阴，增强辛甘发散之性以抗病。胡希恕老师讲："表未解用桂枝汤，去芍药者，乃腹虚也（腹满实痛者倍加芍药）。临床上，芍药确能治疗腹满，如肝病之下腹满，大量用芍药。此条相反，腹虚不满，故去芍药。"（《胡希恕伤寒论授课笔记》，笔者整理）

此条当与第15条"太阳病，下之后，其气上冲者，可与桂枝汤，方用前法"互参。"胸满"与"气上冲"彼此联系，彼是强调正气抗争，故

"可与桂枝汤"；此是突出表邪欲陷未陷，病位在胸而不在腹，故"去芍药"。亦是"桂枝本为解肌"（定位）特异性应用的一个体现。"主之"语气十分肯定，大不同于"可与"，仿佛在告诫我辈，要果断"去芍药"。

仲景竹简写书，用字十分讲究，朴素中见严谨，不虚设一字，含蓄吐纳，令人折服。

第二十一章　桂枝去芍药加附子汤证

【原文】

若微寒者，桂枝去芍药加附子汤主之。(22)

桂枝去芍药加附子汤方

桂枝三两，去皮　甘草二两，炙　生姜三两，切　大枣十二枚，擘
附子一枚，炮，去皮，破八片

上五味，以水七升，煮取三升，去滓。温服一升。本云桂枝汤，今去
芍药加附子。将息如前法。

【读法释要】

一、"微寒"即小有怕冷感

此句与上条连读，下后表邪初入于胸见"脉促胸满"，故桂枝汤去芍
药之酸敛。此"微寒"，联系上下文语气，属患者小有怕冷之感。即脉促
胸满（去芍药）同时，如果稍微有点冷，就"随证治之"加附子。可见观
察非常细腻。太阳病不以汗解而反攻下，致使邪陷胸中，邪滞于胸，阳气
拒邪欲出外达，故脉见急促，说明病有外解之势。治仍以桂枝汤作为主

方，去芍药之酸收，恐敛邪不散，有碍胸满。若见微恶寒者，乃下后阳虚有病陷少阴之嫌，必于前方加炮附子温阳固表方能济事。于"桂枝去芍药加附子汤主之"可知，此句是承上语气，即"微寒"出现在"太阳病下之后"，误下伤阳，表邪入胸欲陷未陷，寒虽微，已显露端倪，故加附子以防其变。唯其见寒，故加附子；唯其微寒，故只加附子（与四逆汤、真武汤、白通汤不同）。

二、刘渡舟老师对第 21、22 条的诠释

针对前条桂枝去芍药汤证，刘老指出："胸为心之宫城，心阳一虚，阴气乘之，则胸满气短自不待言。仲景针对这一病情，仍用桂枝、甘草之辛温以扶心阳之虚，以活泼胸中之阳气；又加姜枣之辛甘以调和营卫，以为佐使。""旧注不谙太阳与少阴之关系，认为此证为误下表邪内陷之证，如是则有天渊之别矣。"（《刘渡舟医论医话 100 则》，王庆国主编）针对此条，刘老从脏腑经络角度指出："手少阴阳气一虚，则更有累及足少阴肾阳之虚的危险，故第 22 条紧接而论'若微寒者，桂枝去芍药加附子汤主之'。'微寒'，指的是在前条证候基础上，又出现微恶风寒的证候（它带有全身症状的意义），反映了此时阳气不足的苗头已见。本着'见微知著'，防患于未然的原则，故仲景在前方中再加力大气雄的附子，以补少阴之阳，以杜厥逆与下利清谷之路。"至于"微寒"一证，刘老深刻指出："它冲破了太阳的藩篱，而露出了少阴的底面。这些条文极其紧要，要既读且思，悟出太阳病中有阴证机转的可能。如不识此，掉以轻心，或视桂附之方为蛇蝎，踌躇不前，不敢施用，则必使阳入阴，由腑入脏，而鲜有不败者。"（引证同上）

三、第 12 ~ 22 条文法结构梳理

继第 12 条首开桂枝汤方证格局、主治脉证；第 15、16、17 条之提出

"可与""不可与"；第14、18、20、21、22条记录桂枝汤变通系列：桂枝加葛根汤（太阳标阳凸显太阳经输不利）、桂枝加厚朴杏子汤（暗合太阳主开，太阴脾肺亦主开）、桂枝加附子汤（太阳本寒中见少阴）、桂枝去芍药汤（表邪欲陷，故强化太阳主开之能）、桂枝去芍药加附子汤（太阳主开，依赖少阴温热）。如此精细缜密的辨证，贯穿一条很有临床价值的思路：为医者当很好地研究并力争吃透一个基本方及其相关理论，然后观其脉证（既然从外感病入手，这个"脉证"内涵当包括疾病发展的阶段性，即潜伏期、前驱期、发作期、恢复期），知犯何逆（包括误治之变、原发与继发病之变、刻下变化着的脉证等），随证加减治之（在方的框架下实现证与药的一对一，体现特异性与可重复性的精确高效施治）。此外，第20、21、22条相互对举，提出"主之"治方，同是桂枝汤，这一加一减中派生出三个变方：一是桂枝加附子汤证，一是桂枝去芍药汤证，一是桂枝去芍药加附子汤证。"正反和"的格局跃然纸上，这就是真正的非常贴近临床的辨证施治，令人叹为观止！

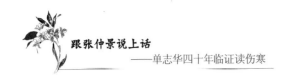
第二十二章　桂枝麻黄各半汤证

【原文】

太阳病，得之八九日，如疟状，发热恶寒，热多寒少，其人不呕，清便欲自可，一日二三度发。脉微缓者，为欲愈也；脉微而恶寒者，此阴阳俱虚，不可更发汗、更下、更吐也；面色反有热色者，未欲解也，以其不能得小汗出，身必痒，宜桂枝麻黄各半汤。(23)

桂枝麻黄各半汤方

桂枝一两十六铢，去皮　芍药　生姜切　甘草炙　麻黄去节各一两，大枣四枚，擘　杏仁二十四枚，汤浸，去皮尖及两仁者

上七味，以水五升，先煮麻黄一二沸，去上沫，内诸药，煮取一升八合，去滓，温服六合。本云桂枝汤三合，麻黄汤三合，并为六合，顿服。将息如上法。

【读法释要】

一、此条结构上提出三种转机

仲景此条提出三种转机：

其一，正邪交争见热多寒少，又无少阳、阳明证，且见脉微缓者，说明邪衰正复，故病可不治而愈。

其二，脉但微而证恶寒，说明病进邪胜，言"阴阳俱虚"即表里皆虚。陈修园说："太阳以阳为主，今脉微即露出少阴之沉细象，恶寒即露出少阴之厥冷及背恶寒象，不独太阳虚，即少阴亦虚也。阴阳指太少言最切。"是为表里相传，病入少阴脉证。

其三，正气尚有来复之机，呈面热身痒，属表邪怫郁之象，故当解表，因病久（太阳病得之八九日）正气耗伤，治宜小汗作解。这里仲景用"反""欲"二字形容正气来之不易，助以桂枝麻黄各半汤，轻剂以和之。

二、与第 8 条、第 5 条互文见义

此条当与第 8 条"自愈"互参，就病程言，太阳病"至七日以上自愈"与此条"太阳病，得之八九日……脉微缓者为欲愈"，属互文见义之词。同时，此条与第 5 条亦属互文见义："伤寒二三日，阳明少阳证不见者，为不传也。"此条"太阳病，得之八九日"即经行一周，再周七日来复，则"八九日"亦为"二三日"的互词。故"其人不呕，清便欲自可"正是对"阳明、少阳证不见"的具体说明。"如疟状"不等于疟，"发热恶寒，热多寒少"见"脉微缓者"，正是七日来复，三阳之气日趋向愈的具体脉证表现。自然是"为不传""自愈"的具象化说明。此"脉微缓"与"脉若静者，为不传"同义。

三、连用三个"更"字的用意

请注意下文"脉微而恶寒者"，先言脉后言症，且用"而"字连接，表明这个"恶寒"要慎重行事，脉微者按之虚弱少神，主气血两虚以气虚为主，同时表证尚未尽解。何以致此？仲景用倒叙手法，"此阴阳俱虚，不可更发汗、更下、更吐也"，"更"表示重复，当"再"讲。一连用三

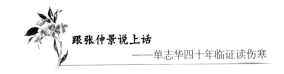

个"更"字，表明此前使用过汗不如法及吐、下之误，言"此阴阳俱虚"是已经过发汗、误下、误吐所致，故一而再再而三地告诫"不可更"。过汗则表虚，误经吐下则里虚，故此处"阴阳"指表里言。回过来再看"脉微而恶寒者"，这个"而"属转折连词，突出脉与证的不一致，为下文做铺垫。

四、丰富的文字意蕴

"面色反有热色"是通过望诊获得，不当有而有曰"反"，既然"此阴阳俱虚"，察其面色不当有热，今反见热色，属正气来复（与句首太阳病相呼应），欲与邪争之象。盖三阳经气皆上于面，面有热色乃阳气怫郁于上，但有不同。太阳表证之热色在面，既与阳明外证的"面色缘缘正赤"有程度之别，又与纯太阳中风证的"翕翕发热"有范围大小的不同。在正气已虚而表邪未尽，处于"脉微而恶寒"的病理阶段，见到"面色反有热色"的正气恢复之良机，故断言"未欲解也"。"未欲解"是欲解而不能，虽值阳气来复之机，仍当以药辅助，小发其汗为妥。否则便"不得小汗出，身必痒"。此是有恶寒但不甚，有发热而热象局限，故于麻桂二方各取其半，因有"一日二三度发"之"时发热"，故取桂枝汤之半以解肌；又有"不得小汗出，身必痒"，故取麻黄汤之半以通表；如此桂枝汤、麻黄汤各取其半，谓之"宜桂枝麻黄各半汤"。

五、先贤胡希恕、陈伯坛论方

此方之制，胡希恕老师讲："此方即桂枝汤麻黄汤合方，各取1/3。为何？从此条分析可知，'如疟状'即定时发寒热，如第54条'病人脏无他病，时发热自汗出而不愈者'，时发热即定时发热而汗出，宜桂枝汤。故此定时发寒热可知，有桂枝汤证，又不全是其证。此条定时发热，但不汗出（不得小汗出），故麻黄汤、桂枝汤各占一半。"又说："此条既有桂枝汤证的时发热，又有麻黄汤之不得小汗出（麻黄汤能发汗，不能治时发热'如疟状'）。所以，此二方证均备又均不全，故属合方证。然此病非常轻（'一日二三度发'且'脉微缓'），方药用量非常之轻，为小发汗法。病轻，不但治疗上药量要轻，且服量宜少（此服量为'温服六合'，至多半杯）。桂枝麻黄各半汤煎服时，我们现在是单煎，桂枝汤1/3量（一次三合），麻黄汤1/3量（一次三合），各煎好后并为六合，顿服（相重的药，量不要重复）。"（《胡希恕伤寒论授课笔记》，笔者整理）胡老讲解得非常仔细。

先贤陈伯坛以阴阳气化论桂枝麻黄各半汤，立意颇高，其云："麻黄秉天气以发汗，发之自能收，故以解表见长；桂枝秉地气以解汗，系之而后解，故以解外见长。孰意仲圣割爱麻桂，正欲以半麻半桂与天地参乎？缘其人手足太阴无恙在，则腹里之神机大可用。桂枝入腹，必地气合其半，解外自有足太阴之云，半桂不必有其德；麻黄入腹，必天气合其半，解表自有手太阴之雨，半麻不必有其功也。其外未解者，不过薄于面上之遗热；其表未解者，不过薄于身上之遗寒耳。但得麻桂之气候一到，则余邪自散……谓本汤为手足太阴各半汤可也……唯气味各得其半，则不溢一丝耳。半为自下而上之气味，半为自内而外之气味……"（《读过伤寒论》，陈伯坛著）此解将太阳桂麻各半之理与太阴手足经气之运行高度吻合，太阳主开而走表，太阴亦主开，行脾之输布运化与肺之宣发，见解入木三分，可谓深得此中三昧！

六、风邪束表与水邪内停临证点滴

此方临证亦常用，抓住"以其不得小汗出，身必痒"十字，辨证广泛用于多种皮肤瘙痒症。笔者治疗过数例顽固性荨麻疹两三年来反复发作的患者，以年轻女性为多，伴无汗、恶风寒者，用此方合当归芍药散解表和血、疏风止痒，每有佳效。若兼便秘者，配合升降散；而对于单纯性皮肤

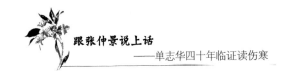

瘙痒症（中老年人多见），甚则干燥脱屑，或夜间抓搔不已者，只要不是典型的阴虚火旺证，亦可用此方配合桃红四物汤或血府逐瘀汤，养血化瘀、疏风润燥，大便干燥者配合桃核承气汤。此乃病在太阳之表，风邪束表血虚化燥之治。

反之，若病在少阴之里，水邪内聚下趋，呈水停血虚病机者，亦不可不知。笔者曾治一名 31 岁女性患者，主诉经期提前，20 天一行已三月余，伴双下肢浮肿，尤以小腿及足踝为显。因其睡眠欠佳、面色萎黄，初以归脾汤补脾益气摄血，服药 2 周，期间月经复来（周期间隔 18 天），除乏力稍减外，余症基本同前。后据脉沉细弱，以病在少阴水停血虚辨证，予《金匮》甘姜苓术汤合当归芍药散温阳利水养血，服药 1 周浮肿消失。按此思路调理，间隔 25 天月经复来，再 27 天复来。

本条讲桂枝麻黄各半汤，记录此"题外话"并非赘言，乃是对比分析两者，同是血虚，一为风邪束表，一为水邪内停。前者用桂麻各半汤合当归芍药散，后者用甘姜苓术汤合当归芍药散。两两对举，阴阳分而表里判，此治病之道也。

第二十三章　阳经经气郁闭，宜先针刺

【原文】

太阳病，初服桂枝汤，反烦不解者，先刺风池，风府，却与桂枝汤则愈。（24）

【读法释要】

一、把握"初服""反""先""却与"关键词

"初服"，即服了第一次药（一升）。因桂枝汤煎服法是"以水七升，微火煮取三升，去滓，适寒温，服一升"。此条"初服桂枝汤"，后有"却与桂枝汤则愈"，表明此证属太阳中风证无疑。冠以"太阳病"，当有"脉浮，头项强痛而恶寒"，则太阳受病在桂枝证之先可知。因而"初服桂枝汤"，不仅没有出现"遍身漐漐微似有汗"而病解，却是"反烦不解"。不该见烦而烦，故曰"反"；此"烦不解"一并写出，则"烦"非里热已明，乃阳经经气郁闭在表使然。可见，此表证乃阳经经气郁闭在先，病太阳而涉及肌腠在后。故治疗"先刺"，即先施以针刺，疏通经气以泻经邪，取

少阳胆经风池与督脉之风府，二穴为阳经必经驿路，且少阳主枢，可祛经邪转枢外达于太阳。"却"，时间副词，当"后"讲；"却与"即然后给予，然后以桂枝汤再发挥药力之用则表解烦除。

二、思路与《灵枢·岁露》篇如出一辙

从行文语气揣摩，治疗前当有汗，属"常自汗出"体质（风中肌腠，营卫不和），患太阳病后出现头项强痛（局部经气郁滞）。初服桂枝汤后，太阳表邪郁闭而生烦，自然是表不解。此种情况若用麻黄汤发表，必然有悖于"常自汗出"的病史；而单纯用桂枝汤解肌，显然不尽合太阳病经输不利的病机。仲景对此明确了此种病情的治疗先后：先针刺疏通经中之邪，后与桂枝汤调和营卫则愈。

从仲景用穴看，"先刺风池、风府"，为何先刺风池？此是借鉴"使经不传"的治疗。第8条太阳病头痛，"若欲作再经者，针足阳明，使经不传则愈"，是预先阻断太阳表邪内传阳明之路；此条"先刺风池"，是先截断其内传少阳之路。盖风池乃足少阳胆经穴，功能疏风清热、疏通少阳经气。少阳主枢，先断其内传，且有助于转出太阳而病解；风府穴，考《灵枢·岁露》篇有这样一段对话："黄帝曰：卫气每至于风府，腠理乃发，发则邪入焉。其卫气日下一节，则不当风府，奈何？岐伯曰：风府无常，卫气之所应，必开其腠理，气之所舍节，则其府也。"说明卫气运行到风府后，使腠理开发，因而邪气亦得以乘虚侵入而发病。邪气所侵入之处，就是发病的所在。考风府穴位于脑后之督脉，与风池穴相平而居中。联系此条桂枝汤，风邪伤人多伤腠理，内应三焦，外合卫气，故风病经输不利者此穴必取之。必须承认，仲景此条"先刺风池、风府"的治疗，如上所述，一是来自于"使经不传"的治疗思路，开风府故先阖风池；二是来自于《灵枢经》此段经文的意蕴。可见仲景是深通"经络府俞"的！亦可证

明《伤寒杂病论·序》中提出"经络府俞，阴阳会通"的真实性。

从治疗上看，初服桂枝汤，针刺后再服桂枝汤，既是定法又是圆机活法，表明仲景对新感（此条为太阳经气郁闭）与宿疾（常自汗出）相合者，治疗上标本兼顾，急则先治新感，再治宿疾的治疗原则。具体步骤是，先治头项强痛，疏散经中风邪以杀其势，继而再投以桂枝汤，则风邪必解，可收全功。像这样的条文，如果我们不深究其义，极容易顺口滑过，停留在一般的"经气郁闭"的泛泛理解层面。

三、先刺风池、风府临证点滴

笔者临证中对此条体会颇深，曾治一名61岁女性患者，腔隙性脑梗死遗留头枕部连及颈项强痛，右上睑肌无力，轻度下垂，烦躁、头汗出、体态肥胖、恶热喜凉、易熬夜；既往有高脂血症、高血压病史，每日服药。余开始治疗是针药并行，自第一次针后，患者每次来诊时主动要求针刺，说针后感觉很轻松。余取穴即本此条"先刺风池、风府"，并加大椎、膈俞、委中，三棱针点刺拔罐放血（一两滴即可），疏通太阳膀胱经脉与督脉，引热下行，取效立竿见影。辨证处方多以桂枝加葛根汤合天麻钩藤饮，或柴胡桂枝干姜汤合当归芍药散，或镇肝熄风汤合降脂饮等，每方必重用葛根45～60g，加地龙15～18g。因患者常年做外贸生意，只能回京休假时治疗一两个月，如此断断续续治疗数年，体重稳定下降8～10公斤，血压由最初160/100 mmHg渐降至135/82 mmHg。患者自觉良好。

四、行文结构意义

此承上条，太阳之气从肌腠外合于皮表，则有桂枝麻黄各半汤证；若循经内合于头项经穴之邪，必先针刺而后药之。此外，两条比较，一为桂麻合证，一为新感宿疾。写法从桂枝汤的应用入手，纵横交错展开讨论，首尾呼应，体现出原则性与灵活性的结合。先贤陈伯坛揣摩仲景圣意可谓慧眼独识，其云："诇知先入之邪，已断梗足太阳下项循肩之路，一丝不续则霄壤判，桂枝从何贯彻太阳乎？先刺风池、风府，开风府故先阖风池，针毕却以桂枝尾其后，尽一剂之长则愈耳。何以又让桂枝先行耶？岂非枉服桂枝一升耶？长沙教人用针在后服之先耳，非教人用针在初服之先也。桂枝能揭发热邪所在地，而后可刺之处无遁形。故宁使初服贻增剧之讥，而以针锋为将息。彼骇视桂枝者，未许议其后也。刺法虽奇，桂枝未为拙也，是亦变通桂枝之第七法。上条半桂合半麻，桂枝方外方，本条两桂间一刺，桂枝法外法也。"（《读过伤寒论》，陈伯坛著）此解甚妙，于仲景笔法心领神会，亦真亦幻，表明"初服桂枝汤"并非误治，而是据服药后的反应确定具体的针刺穴位，有点类似今天的"靶向"治疗，局部定位施以针刺后，再用"本为解肌"的桂枝汤从整体上调和营卫，思路上颇受启迪。

五、选择证据以古为尚

《脉经·卷七·病可刺证第十三》曰："太阳病，初服桂枝汤，而反烦不解者，当先刺风池、风府，乃却以桂枝汤则愈。""非经"论者仅据所谓康平本《伤寒论》"风池、风府为傍注"来否定原文"刺风池、风府"句，同样是一叶障目，舍本逐末，是不能成立的。梁启超在《清代学术概论》中说到，"凡立一义，必凭证据；无证据而以臆度者，在所必摈"，并明确指出，"选择证据，以古为尚。以汉唐证据难宋明，不以宋明证据难汉唐；据汉魏可以难唐，据先秦西汉可以难东汉。以经证经，可以难一切传记"。这是版本文献学考证的一条铁律。联系到宋本《伤寒论》以前《伤寒论》文献资料的研究，在没有新的考古证据发现之前，目前现存最古的文献资料就是《脉经》和《金匮玉函经》了，应当认为是最接近仲景著作的文字。《脉经》作为公认的《伤寒杂病论》最早古传本（另有专文论述），其学术地位是权威性的，不可替代。其他统属第二甚至第三手资料。所以从严格的学术意义上讲，康平本可参考，但不足为凭，更不能作为"证据"来妄评妄断早在一千七百多年前就已问世的《脉经》的是与非，因为它实在不够"资格"（文章见书后附一）。

第二十四章　桂枝二麻黄一汤证

【原文】

服桂枝汤，大汗出，脉洪大者，与桂枝汤，如前法。若形似疟，一日再发者，汗出必解，宜桂枝二麻黄一汤。（25）

桂枝二麻黄一汤方

桂枝一两十七铢，去皮　芍药一两六铢　麻黄十六铢，去节　生姜一两六铢，切　杏仁十六个，去皮尖　甘草一两二铢，炙　大枣五枚，擘

上七味，以水五升，先煮麻黄一二沸，去上沫，内诸药，煮取二升，去滓。温服一升，日再服。本云桂枝汤二分，麻黄汤一分，合为二升，分再服。今合为一方，将息如前法。

【读法释要】

一、桂枝汤讲究服法方不致误

桂枝本为解肌，麻黄专于发表，病有在肌在表的不同。然皆为太阳主之，其气相通。桂枝汤昔贤谓外证得之为解肌，内证得之为补虚。此条起首"服桂枝汤"，当有发热、汗出、恶风、脉缓之太阳中风证，则服桂枝

汤本属正治。然服桂枝汤后，因何导致"大汗出"？"脉缓"变成"脉洪大"？临床上若见到大汗出、脉洪大者，有谁敢再用辛甘温之桂枝汤扇其焰而助其势？而此条却是"服桂枝汤"后再"与桂枝汤"，即桂枝汤可以一服再服。关键在于"如前法"，即服法的讲究。细审其脉证的变化，服桂枝汤前若是典型的太阳中风证，当药后证缓解乃至病瘥。考桂枝汤煎服法有"取遍身絷絷微似有汗者益佳，不可令如水流漓，病必不除"。观此条可知，因汗不如法，致大汗出，津气外泄，阳盛于表故见脉洪大。临床遇到这种"大汗出、脉洪大"的情况，极易迷惑医者，关键是要区分热在表还是热在里。如果确定属邪在表之发热汗出，必无"大烦渴"证，桂枝汤当然可一服再服，但前提是"更服依前法"，即"啜稀粥一升余以助药力"，目的是壮谷气以滋汗源，所谓"精胜而邪却"，"汗生于谷"，继而邪与微汗共并而出则愈。本桂枝证，服汤汗不如法，致大汗出，此时的"脉洪大"，是阳盛于表，汗泄一时，无里热与口渴，脉虽"洪大"，必重按不足，故仍"与桂枝汤如前法"。

二、从"大汗出，脉洪大"辨太阳阳明

一般太阳病发汗太过，极易转属阳明（如下条白虎加人参汤），故有"阳明脉大""脉洪大"之论。此条尽管大汗出、脉洪大，但无里热烦渴症，甚至"形似疟"状，是太阳表证仍在。与下条（第26条）比较，同样是"服桂枝汤"后，一为太阳表证仍在，一为转属阳明见"大烦渴不解"，对比何等分明！此条属表虚之人服桂枝汤汗不如法所致，下条则属误治所生之变证。仲景采用对比手法，意在强调于表里间详细辨证的重要，从"大汗出，脉洪大"仍然再"与桂枝汤"可知，恶寒发热之表证仍在，此意已从"若形似疟"句提示。则此条比较下条之"大烦渴"二者脉证病机迥异，辨证意义强烈。脉体大者为大脉，大脉如洪不是洪，洪者势如洪水来盛去衰，脉势大且数者为洪。此条"服桂枝汤，大汗出"，正气

一时拒邪于外，津气外泄，脉应之浮取洪大有余，沉取必见不足，与里热盛于外之洪大有力脉象不同。且辨证的关键点在于有无烦渴，无烦渴说明无里热，证在太阳；有烦渴，甚至"大烦渴不解"，病已转属阳明。

三、小汗法辨证细如毫发

然此大汗出后，津气愈虚，寒侵而毛窍欲闭，是为邪中于肌又复伤于表，肌表同病，形似疟状，则治当太阳肌、表兼顾，宜桂枝二麻黄一汤，小汗之。即麻黄汤、桂枝汤各分煎煮，煮后桂枝汤取二，麻黄汤取一，并而合之，为二升，再分两次服，于解肌中少少宣透表邪而已。"若形似疟，一日再发者"，是言其表证（寒热）的热型，是按法服用桂枝汤取微似汗后的轻微复感（因前有汗不如法的治疗，极易复感寒邪或生变），旋即表闭无汗，伴轻微的定时寒热，似疟非疟。"若"字暗示出"与桂枝汤如前法"未全备。不云"一日二三度发"，而云"一日再发"者，是与桂麻各半汤比较，此寒闭于表更轻微；彼是"不得小汗出"，此是前已经过"大汗出"，复轻微感寒表闭无汗，邪留于皮毛肌肉间尚不了了者，故用桂枝二麻黄一汤两全其治。柯琴谓："取桂枝汤三分之二，麻黄汤三分之一，合而服之，再解其肌，微开其表，审发汗于不发之中，此又用桂枝后更用麻黄法也。"仲景辨证细如毫发，又颇具巧思。

四、对于桂枝二麻黄一汤的深层思考

医有医理，法无常法。此条以天地阴阳论之不失为原汁原味。先贤陈伯坛云："桂枝本二也，阳非阴不治，桂枝有坤柔，故义取其二；麻黄本一也，阴非阳不治，麻黄有乾刚，故义取其一。本论无桂枝一麻黄二汤可知矣。凡主桂枝者可作二汤观，凡主麻黄者可作一汤观矣。"（《读过伤寒论》，陈伯坛著）探讨桂枝二麻黄一汤之本原剂量的涵义，此说可参。《素问·生气通天论》曰："夫自古通天者，生之本，本于阴阳。"草木亦然。

刚柔相济，一阳（卦爻—）配二阴（卦爻——），阳化气，阴成形。麻黄汤蒸发太阳寒水之气行皮表以御外，桂枝汤壮谷气养营阴充腠理以守内。与《素问·阴阳应象大论》"阴在内，阳之守也（注：守者守于内）；阳在外，阴之使也（注：使者运于外）"之旨完全吻合。尤其精彩者，对桂枝汤与麻黄汤，一阴一阳之谓道也；对二者之间的过渡证型，桂枝麻黄各半汤，半阴半阳合之，于一开一阖中体现阴阳互通互化之妙；而此条桂枝二麻黄一汤，量化精细，开阖有度，开中寓阖，阖中见开，前云"大汗出"，后云"汗出必解"，行文如神龙出没，最后首尾俱现，桂枝汤内收而后解，麻黄汤外散而后收。太阳主开，不能不开又不能大开，仲景于桂麻之用曲尽其妙，让吾辈大开眼界！联系麻黄汤方后云"覆取微似汗，不须啜粥，余如桂枝法将息"，则桂枝汤、麻黄汤之间的互通互用已臻化境。陈伯坛先贤对此更深悟一层："盖阴阳为生人之命脉，一二乃阴阳之点子，篇内于闲中点出，便如神龙之有睛 ⋯⋯注家管窥经方，一见麻桂，只以两解二字了之，曾何梦见一隙耶？"（《读过伤寒论》，陈伯坛著）此语于仲景本意可谓"思过半矣"！

五、疾病的发生发展是一个动态变化过程

这里，笔者愿引用《伤寒论现代解读》作者的观点：所谓分期、分型、分证、分阶段，都是医生根据疾病发生发展的动态变化过程中，对最常见、最典型、相对固定的病理状态，人为划分的。所以在桂枝汤与麻黄汤之间有许多过渡型。所谓病理过程就是病理状态的动态变化过程，表现在中医临床上，就是一组最常见、最典型、相对固定的症状、体征、脉象、舌象组合的变化。而表现在西医临床上，同样是一组症状、体征，加上各种化验、影像等检查结果的综合。病理状态与疾病不同，例如结核病，可分为肺结核、骨结核、脑结核、肠结核等病理过程。肺结核的结核杆菌可以通过各种途径传播到其他部位，各部位的结核还会有急性、慢

性、复发、化脓、合并其他感染等病理状态。再如肺炎，根据病原体不同，可分为细菌性肺炎、病毒性肺炎等。细菌性肺炎可演变成胸膜炎、脓胸、感染性休克等病理状态。疾病是一个系统，在一个疾病中可以分为几个病理过程，每一个病理过程都由许多病理状态组成。辨证施治的精髓在于根据"证"的变化调整用药。证的"固定"是相对的，证的"变化"是绝对的，证与证之间是连续的，有许多过渡型，这样理解《伤寒论》中的113方，举一反三，就能变化无穷。(《伤寒论现代解读》，李同宪、李月彩著)

第二十五章　白虎加人参汤证

【原文】

服桂枝汤，大汗出后，大烦渴不解，脉洪大者，白虎加人参汤主之。（26）

白虎加人参汤方

知母六两　石膏一斤，碎，绵裹　甘草二两，炙　粳米六合　人参三两

上五味，以水一斗，煮米熟，汤成，去滓。温服一升，日三服。

【读法释要】

一、注意"大汗出后"的时间变化

此条承上文"服桂枝汤，大汗出"句式，貌似太阳表邪入于肌腠而外合于肤表。然"大汗出后"，一个"后"字表明此条较上条在时间上有后延，大汗出后，津液大伤，里热炽盛，乃太阳转属阳明之变。此条文法上在于衬托上条，属对举手法，二者病机截然不同。"服桂枝汤"表明病人有似"自汗出"之形，然属里热外蒸所致，医者不识，误投桂枝汤以热助

热,必致"大烦渴不解",此属病人自觉症状。烦为里热,渴属津伤,"不解"这里指大烦渴不得缓解,反映出里热之甚。病原本有里热汗出,误服桂枝汤导致里热外蒸而大汗出,结果是"大烦渴不解",即大烦——热盛形成阳明里热的白虎汤证,大渴不解——加人参甘微寒之品以补虚生津液。白虎加人参汤作用在于清热益气生津。考《伤寒论》涉及白虎加人参汤的条文有五(第26、168、169、170、222条),基本病机就是里热炽盛、津液耗伤或气阴两伤。观此可知,有表证需发汗,汗之不当极易从阳化热入里,进而耗伤津液,气随津伤。而津液亡失过多,里热愈炽盛,既伤津耗气,又迫津外泄,极易生变。故此方之用必"无表证",但又是多从表证引发化热入里而来,这就是为什么白虎加人参汤条文大多放在太阳篇讨论的所在。亦表明太阳病传变,化热入里转属阳明是一个重要途径。

二、胡希恕老师的临床运用标准

胡老曾说:"用白虎加参汤,证见身热、有汗、脉洪、口舌干燥,但不一定渴。津液过伤而烦渴必加人参,以补胃虚(胃气不复则津液不生)。尤其白虎汤,大量用石膏有碍胃气,故须加健胃之人参,对胃虚有心下痞硬者尤宜。石膏是除热药,不一定治渴(凡白虎汤条文,伤寒、金匮均无渴证),兼渴者则加人参,有健胃生津作用。仲景所谓补气就是补津液。知母配石膏,大苦大寒,除热去烦;粳米、甘草制约前两味药之苦寒以护胃(增胃内之保护膜,粳米生胶黏质),人参与粳米、甘草配可健胃生津。"(《胡希恕伤寒论授课笔记》,笔者整理)

三、刘渡舟老师对比第24～26条

以上详尽分析比较了"服桂枝汤"三条的语境情景。对此刘老指出:"如果我们把'初服桂枝汤,反烦不解';'服桂枝汤,大汗出,脉洪大';'服桂枝汤,大汗出后,大烦渴不解'这三条联系起来对比分析,就可以

从所列举的服桂枝汤后出现的病情变化，以及所提出的辨证要点及处理方法中，体会出张仲景的辨证论治精神，这是值得我们很好地学习和研究的。"（《刘渡舟伤寒论讲稿》刘渡舟著）

四、此条现代医学解读

《伤寒论现代解读》指出："服桂枝汤后出现大汗淋漓，病情恶化，极度烦躁，极度口渴，甚至欲饮水数升而不解，同时见脉洪大、高烧。其病理学基础是高烧大量出汗，引起体内大量失水、失盐，所以白虎加人参汤属于不发汗的解热补水剂，热退后，水、电解质紊乱会自动调整。人参起到全身调整作用，防止休克的发生。"此说可参。

第二十六章　桂枝二越婢一汤证

【原文】

太阳病，发热恶寒，热多寒少，脉微弱者，此无阳也，不可发汗，宜桂枝二越婢一汤。（27）

桂枝二越婢一汤方

桂枝去皮　芍药　麻黄　甘草各十八铢，炙　大枣四枚，擘　生姜一两二铢，切　石膏二十四铢，碎，绵裹

上七味，以水五升，煮麻黄一二沸，去上沫，内诸药，煮取二升，去滓。温服一升。本云当裁为越婢汤、桂枝汤，合之饮一升。今合为一方，桂枝汤二分，越婢汤一分。

【读法释要】

一、准确理解"脉微弱者"

"太阳病，发热恶寒"乃太阳表证无疑，属正邪交争于表，脉应之浮紧。"热多寒少"即发热多恶寒少，反映出太阳表证存在向愈或逆转的两种趋势。如何判断？当脉证互参。若热多寒少，脉由浮紧变微缓者，说明

164

表邪已衰，正气来复。"脉微弱者"，"微"乃程度副词，修饰"弱"，属偏正结构，联系此条语境，脉由浮紧变微弱，即浮紧脉微显其弱也。热多寒少，邪渐离表，脉应之微显其弱而不紧。但病有逆传化热入里之势，邪渐离表则寒少，邪渐入里则热多。言"脉微弱"而不是第23条的"脉微缓"（"太阳病，得之八九日，如疟状，发热恶寒，热多寒少……脉微缓者，为欲愈也"），说明抗病力处于劣势，所以不会是"为欲愈也"。

　　此条"热多寒少，脉微弱者"，正是太阳表证内传阳明，病邪化热的前期，即里热已显（"热多"），表证未全罢（"寒少"），但尚未形成典型的阳明里热证，也不是太阳阳明并病。故脉既不浮紧，也不是洪大，而是由浮紧向洪大的过渡脉象——浮紧脉微显其弱而已，属太阳向阳明内传的初期脉证。阳主表，"无阳"则不可用麻黄汤发汗。宜用桂枝二越婢一汤，少少清肃表里，可以防微杜渐。越婢汤见于《金匮要略·水气病脉证并治》篇，其曰："风水恶风，一身悉肿，脉浮不渴，续自汗出，无大热，越婢汤主之。"说明此方有发散风水、兼清郁热之功。与本条太阳病去表内传阳明见"热多寒少"的病机接近，但本条程度甚轻，故只取越婢汤原量的1/8（越婢汤石膏原量八两，麻黄六两，桂枝二越婢一汤石膏为二十四铢，麻黄十八铢）。

二、一部活泼泼的辨脉法

　　仲景脉法自有其特点，是紧紧联系着疾病发生发展变化的动态过程论脉的，即他的脉法是颇富动态的，是最贴近临床脉象的动态变化过程。往往于细微处见精神，是一部活泼泼的辨脉法。仲景对脉象的描述大都形象具体。《伤寒论》大的篇目就是"辨病脉证并治"，同样一个证候，或一种脉象，往往因病情不同而含义有别，必须结合上下文的语境来认识，并联系全书的相关条文来把握。望文生义是读不懂这部书的。此条的"脉微弱"就是这样，有它具体的病情变化的客观指征，并由此制约作者叙述的语气。若用先入为主的"脉学"概念去套，见"微"即为气虚，见"弱"即为血虚，就会谬误百出，不但与文义不符，重要的是于临床有害无益。所以，一个"弱"字，仲景用在这里很有深意：病邪渐离太阳之表，指下相应的脉浮紧的张力已微显其弱，正气拒邪外出力减，有内传之势，属于太阳去表传里的过渡脉象，不是微见其缓，而是微显其弱。正因如此，紧接下文曰"此无阳也，不可发汗"。"无阳"即无太阳伤寒表实证，无表实证不等于表证已解。"不可发汗"不等于不汗，是指不可直接用麻黄汤"发汗"。对这种表邪未净且里热渐长的病理阶段，唯宜用桂枝二越婢一汤，微解其表兼少少清肃其里即可。纵观太阳篇条文顺序可以判断，此方证属于桂枝汤证与大青龙汤证之间的过渡方证。

三、准确把握"此无阳也"

联系上下文语境，"此无阳也"之"阳"，在这里当"表"讲，已如上述。成无己云："表证罢为无阳。"此解可从。如第153条："太阳病，医发汗，遂发热恶寒，因复下之，心下痞，表里俱虚，阴阳气并竭，无阳则阴独。"此太阳表虚证误发其汗，进而误下致心下痞，既汗复下，表里俱虚，营阴卫阳之气并竭。这一病理过程仲景称之为"无阳则阴独"，即无太阳之表，邪独陷于里。亦即病邪去表（无阳）传里（阴独）。又如第269条："伤寒六七日，无大热，其人躁烦者，此为阳去入阴故也。"这里的"阳去入阴"，同样是指去表传里，即太阳表邪值六七日入少阴之里（太阳少阴表里传）。

四、胡希恕老师论桂枝二越婢一汤

此方即桂枝汤原量取 1/4，加越婢汤原量的 1/8 而成。越婢汤用麻黄的意义在于发散在表之水气，但此方桂枝两倍于麻黄可知，于解肌中顾护正气（因脉弱而不缓），加少许石膏，一是遏制化热之势，一是制麻黄之过。此方辛甘酸微寒俱备，解肌而不伤正，养阴而不留邪，属解表清理之轻剂。胡老讲："桂枝配麻黄可出大汗，石膏配麻黄反而抑制汗出。此桂枝汤加麻黄可出点汗，然配伍石膏，汗出亦不大。所以此方清肃表里，能去里热，亦能稍稍解外。大部分还是桂枝汤证（桂枝汤主治津液虚而见表不解者，此'脉微弱'且'恶寒'为表不解），但不全为桂枝证（因无汗出）。尽管不汗出，又不能大发汗（因脉弱）。此桂枝汤证显，麻黄汤证不显。此'不可发汗'就是指不可用麻黄汤。据此病情，治宜稍稍清肃表里而已。"（《胡希恕伤寒论授课笔记》，笔者整理）

五、刘渡舟老师小结三个小汗法

刘老指出："我们称它们为'小汗'之法，是从'以其不能得小汗出'这一句话中提出来的。这三张方子皆以桂枝汤为主方。如加麻黄、杏仁，则叫麻桂合方，可治面热身痒，或寒热如疟之太阳小邪不解等证；若加麻黄、石膏，则是桂、越合方，用治发热恶寒、热多寒少的表寒化热之证。所以，尤在泾认为：'凡正气不足，邪气亦微，而仍需得汗而解者，宜于此三方取则焉。'此说甚当。"针对本方特点，刘老认为："桂枝二越婢一汤，是仲景治疗太阳伤寒之邪，而有侵积化热之势的辛凉解表之法。这个方子即桂枝汤加麻黄、石膏而成，它与大青龙汤对比，只是剂量为小，而两解之力较差而已。此证是从太阳病表邪不解发展演变而来，然邪犹在表，未传入里。本方（第27条）所说'脉微弱'，乃是由原来浮紧之脉改变为微弱，其表有寒则脉浮紧，'热多寒少'，则脉变微弱，这是与浮紧互相对比之文，并非真正出现了微脉或弱脉。"（《刘渡舟医论医话100则》，王庆国主编）

六、仲景三个小汗法的结构意义

观此三条（桂枝麻黄各半汤、桂枝二麻黄一汤、桂枝二越婢一汤），它的核心意义就是"观其脉证，知犯何逆，随证治之"的具体说明。疾病的发生发展完全是一个动态的连续的过程，这里面充满变数。尽管桂枝汤与麻黄汤有太阳表虚与表实证的截然不同，但临床事实告诉我们，二者的病理变化过程不是截然分开的。作为一种主观的分类方法，太阳中风与太阳伤寒，连同治疗的主方桂枝汤与麻黄汤，必须有一个清晰的概念及清醒的认识，二者不可混淆。但在临床治疗上，由于疾病的虚实互见，表现错综复杂，其病理变化过程的过渡阶段，又决定了麻桂二方互通使用的高度灵活性。从这个意义上讲，仲景先师为吾辈做出了表率，特举出三个小汗法，教我们如何辨证，于脉证之细微处判断疾病的走向，于桂枝汤与麻黄汤（包括越婢汤）之间穿梭互通，运用其处方用量比例细如毫发，需要很好体会。

就太阳篇而言，仲景于太阳上篇首推出桂枝汤及其加减方，继而于太阳中篇论述麻黄汤、大青龙汤及其变方。从仲景行文结构上看，桂枝麻黄各半汤、桂枝二麻黄一汤，恰恰是桂枝汤与麻黄汤之间的过渡方；而桂枝二越婢一汤则是桂枝汤与大青龙汤之间的过渡方。这层意蕴同样需要体会。

第二十七章　桂枝去桂加茯苓白术汤证

【原文】

服桂枝汤，或下之，仍头项强痛，翕翕发热，无汗，心下满微痛，小便不利者，桂枝去桂加茯苓白术汤主之。（28）

桂枝去桂加茯苓白术汤方

芍药三两　甘草二两，炙　生姜切　白术　茯苓各三两　大枣十二枚，擘

上六味，以水八升，煮取三升，去滓。温服一升。小便利则愈。本云桂枝汤，今去桂枝，加茯苓、白术。

【读法释要】

一、提出利小便治表证的思路

此条所举诸症，汗下后仍在，一个"仍"字，说明汗下之前就有（原发病），非汗下所能治。问题在于体内有停饮。饮留于中不得运化下行，故小便不利、心下满微痛；水阻三焦，气机不得畅达则无汗。此表里之气不和，全责之于水。此条即提出利小便治表证的思路，从而揭示出对于太

阳表证的治疗，发汗法与利尿法之间的内在联系。仲景通过具体辨证"无汗"与"小便不利"，反映出本条文字后面的深刻医理。盖汗之与尿，本属同源异流，"太阳之上，寒气治之"，太阳寒水即本寒而标阳，标阳表现为发热、恶寒、无汗之太阳表证，本寒则涉及膀胱里水气化功能。然"三焦膀胱者，腠理毫毛其应"，标阳本寒化热化水，气脉相通。里水不行加表证者，得先行水以解表，水去则表里自然调畅。治用桂枝去桂，不犯"无汗"之禁，加茯苓、白术，温中健运利水。仲景于太阳上篇行文至此，可以说桂枝汤应用的轮廓已大致形成，汗法于桂枝汤的使用亦多有论述。然而表证之治唯有汗之一法吗？答曰：否。此条即提出通过利小便来治疗表证，里和则表解。

二、文法上揣摩则方证之疑豁然诠释

如果换一种方式思考，比如从文法上揣摩仲景本意，结果会不言自明。此条句首"服桂枝汤"，句尾"桂枝去桂加茯苓白术汤主之"，两相对比意义强烈，则"服桂枝汤"属误治。"仍"字表明诸症在治疗前就存在，其"头项强痛，翕翕发热，无汗"，无疑是太阳表证；而"心下满微痛，小便不利者"，无疑是里证。如此表里俱见证，仲景方后注提示"小便利则愈"，主张治内而不治外。貌似典型的太阳表证，仅据"小便不利"即决然抛弃解表发汗法，最后一锤定音："小便利则愈。"太耐人寻味了！不少注家为了附会"桂枝去桂加茯苓白术汤"之治，以方测证，从太阳膀胱腑气不通则表气不和的角度来解释"头项强痛、翕翕发热、无汗"的病机，进而抓住"去桂"二字断然否认这是表证，未免削足适履。其实表证就是表证，毋庸讳言。研究《伤寒论》这部经典，不讲究思维方法，不结合临床实际，见一方便绞尽脑汁地自圆其说，或者习惯满足于"能解释得通就行"，或者习惯于引用所谓名家之论作为外证，都不是严谨的治学，结果往往弄巧成拙。我辈研究经典当力戒此弊！

此条文不过是讲平素里有停水者（原发病）患太阳表证，致使在里气机闭塞而影响表不解。联系临床实际，如某些慢性前列腺炎及前列腺增生患者，平素小便不利乃至小腹坠胀，排尿不畅，尿有余沥，患太阳表证后见无汗而小便不利，这个表证是真实存在的，而单纯解表肯定不行。再看此条文法，"桂枝去桂"意蕴颇深：标"桂枝"之名又"去桂"，正是仲景要医者学会治病如何抓主证，排除"桂枝证"而使用的否定句。此条以"服桂枝汤"的桂枝证作陪，最后主角亮相登场，烘托出"桂枝去桂加茯苓白术汤主之"，并在方后加上五个字——"小便利则愈"，画龙点睛，借宾定主，笔法奇特，于满眼雾瘴的桂枝证外豁然生出另一番开阔景色，则前面的所有文字都是铺垫。

三、对此条方证原理的深层思考

对比第230条小柴胡汤的作用原理，仲景云："上焦得通，津液得下，胃气因和，身濈然汗出而解。"这是人体津液运行恢复常态的反映。而此条"无汗，心下满微痛，小便不利"，正是上焦不通、津液不下、胃气不和的系列见证，小柴胡汤是从少阳主枢的角度，通过和解之法使其"上焦得通"继而"胃气因和"（彼方中有草、枣、姜）；而桂枝去桂加茯苓白术汤证的"无汗，心下满微痛，小便不利"，是通过"津液得下"而和顺胃气（此方中亦有草、枣、姜）。此是仲景由生理循到病理，由病理反证生理的一个例证。《素问·经脉别论》曰："饮入于胃，游溢精气，上输于脾，脾气散精，上归于肺，通调水道，下输膀胱，水精四布，五经并行。"仲景正是把《内经》气化之理以辨方证的形式做了高超恰当的表达。我们再联系五苓散之论，这个问题就会更加明白。五苓散方后注云："多饮暖水，汗出愈。"这是取汗出以利水之法，乃玄府通则窍道利。本方后注云"小便利则愈"，是窍道通里水去，则在表之经脉自和，是利水以和外之法。此条"心下满微痛"提示了病位，"无汗""小便不利"提示了病变所及

171

与病邪性质（饮留于中，不得下行），在这种情况下感邪，出现"头项强痛、翕翕发热"表证，则汗、下均非所宜。且"心下满"而不硬，痛而尚"微"，故于培土和中的同时加苓、术健脾利水即可。观此，更能体会仲景《金匮要略·水气病脉证并治》中的那句话："阴阳相得，其气乃行；大气一转，其气乃散。"可谓"得其要者，一言而终"是也。

四、"去桂"还是"去芍"之争当休矣！

此条行文上，仲景通过否定"服桂枝汤，或下之"的治疗，而引出原有之证，从而很自然地使医者重新思考。"桂枝去桂"语气十分果断，告诫医者，此种表证不能从表治疗，结尾"主之"，更是不容含糊，带有明确治疗原则的意味。刘渡舟老师讲："作者先从第14条桂枝加葛根汤开始，后以本条的桂枝去桂加茯苓白术汤收尾。用意在于：把太阳经输不利的表证列在前，太阳病腑证属里故列在后，从中把发汗和利小便的两种治法加以划分，以体现太阳病经腑不同治法的意义。"（《刘渡舟伤寒临证指要》，陈明等撰次整理）笔者理解刘老这一概括的理论意义是太阳标热而本寒，标阳为经热，本气为寒水。化热则表现为太阳经输不利，化寒则表现为太阳气化不利。

关于水能化气、气能行水的关系，清末医家唐容川列举桂枝去桂加茯苓白术汤与五苓散做对比说明，在此恭录："此与五苓散互看自明。五苓散是太阳之气不外达，故用桂枝以宣太阳之气，气外达则水自下行而小便利矣。此方是太阳之水不下行，故去桂枝，重加苓术以行太阳之水，水下行则气自外达，而头痛发热等症自然解散，无汗者，必微汗而愈矣。然则五苓散重在桂枝以发汗，发汗即所以利水也；此方重在苓术以利水，利水即所以发汗也。实知水能化气，气能行水之故。所以左宜右有。"（《伤寒论浅注补正》，唐容川著）观此，则注家们围绕"去桂"还是"去芍"之争纯属节外生枝。先贤冉雪峰云："读古人书，体会不够，不指为错讹，即指为脱佚。改字训经，此经生武断气习，医家安可踵谬效颦。"又云："仲景用药凡例，腹痛加芍药，故本方用芍药。无汗不用桂枝，故本方去桂枝。《金鉴》改去桂枝为去芍药，实背经旨。再本条无汗，不是表气的郁闭，而是里气的不达。""气上冲者用桂枝，不上冲者不得用桂枝。不上冲而又下陷者，更不得用桂枝。去桂枝义旨明白显昭。"(《冉注伤寒论》，冉雪峰著）所言极是。

第二十八章　太阳少阴表里俱见证误汗致变及救治

【原文】

伤寒，脉浮，自汗出，小便数，心烦，微恶寒，脚挛急，反与桂枝欲攻其表，此误也。得之便厥，咽中干，烦躁吐逆者，作甘草干姜汤与之，以复其阳。若厥愈足温者，更作芍药甘草汤与之，其脚即伸。若胃气不和，谵语者，少与调胃承气汤。若重发汗，复加烧针者，四逆汤主之。（29）

甘草干姜汤方

甘草四两，炙　干姜二两

上二味，以水三升，煮取一升五合，去滓。分温再服。

芍药甘草汤方

芍药　甘草各四两，炙

上二味，以水三升，煮取一升五合，去滓。分温再服。

调胃承气汤方

大黄四两，去皮，清酒洗　甘草二两，炙　芒硝半升

上三味，以水三升，煮取一升，去滓，内芒硝，更上火微煮令沸，少少温服之。

四逆汤方

甘草二两，炙　干姜一两半　附子一枚，生用，去皮，破八片

上三味，以水三升，煮取一升二合，去滓。分温再服。强人可大附子一枚，干姜三两。

【读法释要】

一、此条基本内容概述

"伤寒脉浮"当无汗，今外见自汗出而微恶寒（阳虚感寒）、下见小便数，自汗出、小便数乃阴津虚于下而泄于外，致心火之热炎上故心烦；进而邪从热化，循少阴经脉下行，至足灼筋，故脚挛急。医者不辨，将"自汗出"误作太阳中风而"反与桂枝欲攻其表"，则少阴阳虚愈甚，遂见手足厥逆。同时，已虚之阴津又被辛温之剂耗散，其热循经上扰，故咽中干，阴阳俱虚已甚，必水火不交，中土不和，见肾躁心烦而吐逆。若徒以大剂回阳，必有愈耗真阴之弊，然阳虚致厥又需先复，故唯宜甘草干姜汤（4：2）甘辛化阳以甘缓为主，令阳气渐复而不伤阴，则厥愈足温；继而更作芍药甘草汤（4：4），酸甘化阴，令阴复筋濡则其脚即伸，如此阴阳调和，其病可愈。又病本阴阳俱虚，治疗尤当切合病机，若辛温太过，则伤阴化热化燥，以致胃气不和而谵语，治可少与调胃承气汤调和胃气；若发汗太过，甚至误以烧针劫迫使其大汗出，而造成亡阳者，又当用四逆汤回阳救逆。总之，言病要把握病机，治疗要强调辨证，做到知常达变，诚为重要。这是就字面的意思讲。

二、以太阳少阴表里俱见证为主线

此条"伤寒脉浮"是与第1条"太阳之为病，脉浮"相呼应。病在表可知；冠以"伤寒"二字，当"脉阴阳俱紧"，此仅曰"脉浮"；伤寒本无

汗,此不仅有汗,且"自汗出",是脉证均发生了变化。此条在写法上属前后呼应,作为太阳上篇末条,仍强调病在表,而且是"伤寒"这样典型的太阳表证。但常中有变,起笔为"常",落笔处在于"变"。知常达变,即所谓"定法中有活法"便是。第28条是"无汗……小便不利",此条是"自汗出,小便数",对比何等鲜明!彼是里水内停,气不化津;此是津液下渗与外亡。仲景于"脉浮"之后,先列出"自汗出、小便数"六字,表明津液亡失之甚,乃阳虚气不摄津所致。"心烦"与"微恶寒"并列,当与表证有关,即津伤已甚兼有表邪。烦是因虚生烦,有虚热的一面;同时表邪欲陷先侵胸位,"邪气传里必先胸",故烦。"微恶寒"即稍有恶寒,恶寒见微,说明邪渐离表,联系上下文语境,亦说明是表阳虚。故此二症反映出是表里虚实错杂之证。"脚挛急"是上述诸症的进一步发展,津伤筋脉失濡,乃阴阳气血俱伤之形。如此"自汗出、小便数、心烦、微恶寒、脚挛急"一派错杂见证,却由"伤寒,脉浮"引出,说明此是虚人感寒无疑,即素体虚弱(阳虚为主)又外感表证。由此可见,此条不是什么太阳中风桂枝证,无发热,"反与桂枝,欲攻其表",当然"此误也"。在这种虚人感寒,症状错杂情况下,有表证也不能徒治其表。"桂枝本为解肌",此证候表里俱见而以里阳虚为显,纯用治疗太阳中风的桂枝汤是全然不行的,且中风证有"发热",此不但无热,且"微恶寒",恰恰是"无热恶寒者,发于阴也"。

三、从经络部位看太阳少阴为表里

临床辨证,定位很重要,其中经络定位就是不可或缺的一环。第一条太阳提纲证"头项强痛",显然包括足太阳膀胱经脉循行之处;而此条"脚挛急"为足少阴肾经循行部位,《灵枢·经脉》篇载"肾足少阴之脉,起于小趾之下,斜走足心,出然谷之下,循内踝之后,别入跟中",故此条与第一条首尾呼应,经脉表里相通。两条文对比,第一条为纯太阳表证，此条为太阳少阴表里俱见证；第一条为邪犯太阳，此条是少阴本虚复感外邪；第一条为"恶寒"，此条是"微恶寒"（邪渐离表，且里阳虚）；以"微恶寒"取代作为伤寒定义的"必恶寒"，却仍然以"伤寒"冠之，则内寓少阴感寒的用意已跃然纸上！

仲景行文可谓字字落到实处，太阳表证误汗多转属阳明，此条误服桂枝汤后"得之便厥，咽中干"，不云"口燥渴"（阳明）而云"咽中干"，又是少阴经脉循行部位。考手少阴之脉，"其支者，从心系，上挟咽"；足少阴之脉，其直者，"循喉咙，挟舌本"（《灵枢·经脉》），乃少阴津气无阳以济之而不能循经上承也。前在"脚"后在"咽"，病位在少阴甚明矣！

可见，此条是对太阳上篇的一个小结。也是再次对第16条"观其脉证，知犯何逆，随证治之"的具体说明，且含义又深一层。此条辐射范围与第1、2、3、7、16、21、24、28条均有关系，写法上又从桂枝汤误治切入，则于太阳上篇整个桂枝汤系列贯通无余。同时，此条强调了太阳与少阴表里共见证，以"伤寒"起首，以"四逆汤主之"煞尾，绝非偶然之笔，提示并彰显了太阳与少阴经脉表里相通、寒热互化的特殊联系，太阳的里面即少阴。

四、误治之变 与 "厥" 的生理病理定位

依仲景治疗法则，凡表证兼里虚寒证者，先温其里后治其表，温里宜四逆汤，攻表宜桂枝汤。此条表里俱虚证治疗应以里虚为主，按法急当救里（少阴之里）。"反与桂枝欲攻其表，此误也"——"反"为极重之用字。"得之便厥"，变化如此之快，实难措手。此"厥"出自"滋阴和阳"的桂枝汤误治，当如何理解？第337条："凡厥者，阴阳气不相顺接便为厥。厥者，手足逆冷者是也。"病已阴阳两虚，失温失濡致脚挛急，误汗津液不达四末，而出现手足厥冷。因误用桂枝汤解表，使病情完全转化成少阴

病，而出现厥逆、咽中干、烦躁、吐逆等变症，形成阴阳两虚而以阳虚为主的病情。

关于"厥"，仲景的解释是"阴阳气不相顺接"。如何理解？这是以经络循行为物质基础的。这里的"阴阳气"，指阴经经气与阳经经气；"相顺接"，"相"即交互，动作来自双方；"顺"指按照经脉正常的走向：手足三阳，手走头而头走足；手足三阴，足走腹而胸走手。"接"是衔接，这里特指阴阳经脉相互衔接于指（趾）端。四肢为诸阳之本，人体手足三阴三阳经脉皆在指（趾）端阴阳经衔接，形成"阴阳相贯，如环无端"的生理之常，即阴阳经脉之气相互顺接。若阳虚不达四末，"无阳则阴独"，手足得不到阳气的温煦，则发生厥冷甚至厥逆。或阳虚不能与阴交接而生寒厥，或阴虚不能与阳贯通而生热厥。此条"得之便厥"之厥，是阳虚不能与阴交接而出现的寒厥。

五、"烦躁吐逆"即上烦下躁中虚吐逆

"烦躁吐逆"属气机逆乱的反映。太阳少阴表里经气不相顺接，势必阻碍气机正常的升降出入，因而少阴心肾水火未济，出现心烦肾躁之象；更见吐逆者，脾胃升降失枢，为气机逆乱的必然反映。枢机不利，升降失常，故上烦下躁，中虚吐逆。病本少阴阴阳两虚以阳虚为主，反与桂枝汤误汗出现一系列变症，仲景治疗从脾胃入手，乃坐镇中州之法，卓有见地！用甘草、干姜（量比4：2）二味，辛甘化阳以甘为主，温运脾胃。且炙甘草四两，用量之大实有深意，甘草外赤而内黄，火生土之象，禀中央土以灌四旁，厚载阳气以实四肢，养液以缓急，目的是"以复其阳"，这里的"阳"指津气。最直接的津气来源就是谷气，是通过健胃温运脾阳来实现的。因误治后的病机主要是气机逆乱，治疗若于表里（太阳少阴）、上下（心肾）切入均不宜，针对吐逆，唯从中焦脾胃枢机入手，盖脾为胃行津，至经中达于四末，可奏"厥愈足温"之效。可见误治救逆，首先考

虑的就是"保胃气，存津液"。

六、"辛甘化阳，酸甘化阴"均从中焦切入

肢厥、烦躁、吐逆，抓住中阳虚弱、升降逆乱这个核心病机，首选治疗就是温中复阳。胡希恕老师对此深有体会，反复告诫学生："由胃虚导致津亏者，以甘草干姜汤为好，唯此可以使胃气复生，亦可治津气虚衰之厥逆。甘草干姜汤（理中汤、四逆汤均由此方发展而来）养液而缓急，健胃而止呕，目的在于'以复其阳'。阳即津液，着眼点在胃，胃不恢复则津液亦不复。我认为，此证若专用滋阴救逆剂，一吃一个死。此病根在胃，'复其阳'不是复其热，用大量甘草在于恢复胃气，方能生津。甘草用量之大，深有其义，胃气恢复津液充畅，四肢自然可温。芍药主治挛急（腹急痛、脚挛急），可缓急止痛，酸甘化阴，更能养液。经甘草干姜汤、芍药甘草汤治愈后，尚'胃气不和谵语者'，更少与调胃承气汤。一定要少少与。用药不单讲方剂，以量来调治亦是一种方法。反之，假若此病（指自汗出、小便数）再大发其汗，甚至加烧针迫劫其汗，其严重程度已非甘草干姜汤所能治，必陷入阴证（阴寒重证），非四逆汤不能治也。"胡老同时指出："此汤（甘草干姜汤）亦治胃虚不能制下的小便数；小便数者用甘草是对的，其人浮肿不宜用。甘草影响小便不利，更使水无出路。可见此条前后病之治方，中心一点是'小便数'，故三方均有甘草，均治小便数（胃虚不能制水）。"（《胡希恕伤寒论授课笔记》，笔者整理）这都是临证总结出的宝贵经验，我辈当牢记。芍药甘草汤取芍药、炙甘草各四两，酸甘化阴，滋养阴液，则经脉柔和而足伸也。

这里笔者强调一点，对此条阴阳两虚之证，仲景治疗的顺序是先阳后阴，即用甘草干姜汤先"复其阳"，阳气通达（即"厥愈足温"）以后，再用芍药甘草汤养其筋脉。这完全是遵循《内经》"阳生阴长"，"阳气者，精则养神，柔则养筋"之旨来施治的。先贤冉雪峰可谓深得此中精蕴："窥

其隐微，本治轻重缓急，各极其妙。先滋之而阳必不回，重温之而阴必终竭。唯微温之微滋之，先微温之，继微滋之，层次分明，恰如分际。"由此观之，此病阴阳两虚以阳虚为主，误治后阴阳气不相顺接，津液损伤，气机升降悖逆。从仲景对本病的治疗先用甘草干姜汤来看，"培中土以灌四旁"的用意明显，其次用芍药甘草汤，直观的感觉是从桂枝汤抽出此二味而加大用量，很自然地联想到太阴篇，要知道《伤寒论·太阴篇》不过八条，涉及方证治疗的有四条，其中包括芍药、甘草二味在内的方剂就占三条（桂枝汤、桂枝加芍药汤、桂枝加大黄汤），可见此二药与太阴关系密切，甚至可以说包括芍药、甘草在内的桂枝汤，乃太阳、太阴通用之方。太阳主开，麻桂主司其职；太阴亦主开，这个"开"不是解表发汗，是精微物质的输布运化。从这个意义上看，芍草酸甘化阴，通过太阴的输送，滋阴养血则筋脉自濡也。结合此前甘草干姜汤之治，两方前后衔接，恰合"阳化气，阴成形"之妙。此条仲景以太阳少阴为题展开论述，涉及治疗方药却从中焦太阴切入，很值得玩味。

考《伤寒杂病论》甘草干姜汤还有一处，即《金匮要略·肺痿肺痈咳嗽上气病脉证并治》曰："肺痿吐涎沫而不咳者，其人不渴，必遗尿，小便数，所以然者，以上虚不能制下故也。此为肺中冷，必眩，多涎唾，甘草干姜汤以温之。"这个"温之"是温中土之虚恢复阳气以制下，方中补虚的炙甘草倍于温肺的干姜，体现了以"补益"为主，同时干姜炮之，则减其辛散之性，使其守而不走，意在守中，壮谷气以温补肺气。云"上虚不能制下"，这个"上虚"显然是指肺气虚，而"虚则补其母"，通过温补中土，形成甘温补益中气以补肺的格局，继而温中土补肺气以固下，故用甘草干姜汤辛甘化阳以甘味为主，定位在中，所以治疗"遗尿、小便数"。而第29条的"小便数"等症，既有阳虚不能制水的一面，又有里热逼迫津液下渗的一面，用甘草干姜汤"以复其阳"，同样是温中土以生津液之源，所谓"阳生阴长"；继而用芍药甘草汤酸甘化阴，以濡养筋脉。是为阴阳并举之法。

七、刘渡舟老师深赞此条之理法方药

刘老从脏腑阴阳的角度剖析此条指出："仲景对救治'变证'采取了'随证治之'之法，既有其灵活性，也有其原则性。其中的妙义可谓层出不穷。如因其人吐逆烦躁，而手足厥冷，则先用甘草干姜汤以扶其阳（指脾阳）；又因出现心烦脚挛急，而用芍药甘草汤以滋其阴（指肝阴）；如因其人胃气不和，而发生谵语的，则可少少吃一点调胃承气汤，以和胃气之燥热；若是因为重发汗，复加烧针逼汗，而致手足厥逆者，则用四逆汤以回少阴之阳气。本条说明其阴阳两虚，投用桂枝汤反攻其表的误治之变证。处理误治后的各种证候，应权衡其缓急先后，设法御变，皆是因证而施，妙乎一心，此即仲景'随证治之'妙谛之所在。"进而刘老又从理法方药的临床运用角度小结道："综观第29条仲景救逆之例，先用扶阳，后用滋阴，阳先阴后，此谓'理'也；于扶阳之中，而重用甘草为先，此谓'法'也；虽然变证百出，而救逆则丝丝入扣，此谓'方'也。理法方药在不满一百字中，步步为营，宛如蛟龙扰海，而有千军万马之声势，此《伤寒论》所以为圣人之著也。"（《刘渡舟伤寒临证指要》，陈明等撰次整理）

八、临证感悟"先辨六经"决定着辨证方向

病例一 甘草干姜汤辛甘化阳，守中阳温胸阳。

笔者1年前治疗1位来自安徽的32岁女性患者，素体虚弱，产后受寒，自觉胸腔发凉，咽喉分泌物不断，鼻腔分泌物倒流，以致影响睡眠，心肺摄片未见异常。西医诊断为鼻窦炎，症状严重时口服克拉霉素或罗红霉素、霍胆丸等，此后长期服鼻炎通窍片、桉柠蒎肠溶软胶囊，不能停药，一停药就鼻塞。后服当地中医师开的小青龙汤，自觉药力太过，心悸

气短，体力不支。现停薪留职在家。经介绍来京门诊就诊。

刻下症：口涎不断，吐冷痰或冷水，门诊时见患者手头放着一包卫生纸，涎液时出。自述"吸气感觉胸腔是凉的，说不上是胃里还是肺里往上窜凉气"，背冷，不思水，伴小便不利，语声低弱，情绪甚低落，眼泪汪汪，面黄、消瘦、纳差，询问手足冷否，答曰"手心热、心口凉"。舌淡嫩苔白滑腻，脉沉细弱。

辨证：本案饮邪弥漫三焦，源源不断凌犯胸阳，上见痰饮不化，下见小便不利，故首诊以温阳利水为主，笔者本意是给水邪以去路。

治疗：温阳利水化气，兼调情志。

处方：五苓散合甘麦大枣汤。

白术 15g	猪苓 15g	茯苓 18g	泽泻 24g
桂枝 10g	炙甘草 10g	浮小麦 45g	大枣 30g
生姜 10g			

7 剂，嘱少量频服。

二诊：药后排尿转畅、口涎减少，情绪好转，自述服完药会咳出大量黏白痰及白色泡沫，感觉舒服很多。但胸闷、后背冷仍在，而且腰及小腹发凉，药后大便稀溏。阳虚水寒之象明显，故于上方减泽泻之甘寒、生姜之辛散，加炙甘草至 20g、干姜 10g（按甘草干姜汤原方比例 2∶1），温补中阳与胸阳；加人参 10g、黄芪 15g，补元气益肺气。

三诊：药后自述"胸口凉气凉痰化开了"，口吐涎沫消失，1 周来情绪稳定，未见悲伤，体力有增，排尿正常，大便日 1～2 次，纳食有改善。守二诊方继服 6 剂。后因家事返回安徽，未能随访。

笔者审视这则医案，需要反思的问题，这里归纳几点，便于临床明确辨证方向。

第一，本案治疗上得失参半，更切身感受到临证"先辨六经"的重要！六经不明，如盲人摸象，必然一错百错！

第二，病例首诊治则确立"温阳利水化气"是正确的，但错在没有先辨六经，误用了太阳表证兼水蓄下焦五苓散，病人药后虽排尿渐畅、口涎减少，但胸闷、背冷依旧，且腰及小腹发凉、大便稀溏，造成阳气进一步衰减，乃误治也！

第三，依六经辨证，本案是典型的太阴病脾肺虚寒证，"病痰饮者，当以温药和之"。二诊方药迅速补救，以温阳为主，加入甘草干姜汤人参理中汤法，守中阳、温胸阳、益元气，方获显效。

第四，重温仲景教诲，《金匮》甘草干姜汤证本有"吐涎沫而不咳者，其人不渴"，此"多涎唾"，乃"肺中冷"也！《伤寒论》第396条曰："大病差后，喜唾，久不了了，胸上有寒，当以丸药温之，宜理中丸。"凡此，皆说明临证"先辨六经"的重要！

第五，前医同样是不先辨六经而误用小青龙汤，宣发太过，使病人体力不支。要知小青龙汤主治太阳病的表寒里饮证，"伤寒表不解，心下有水气"。而此"属太阴，以其脏有寒故也，当温之，宜服四逆辈"。同样，笔者首诊仅据"小便不利"冒然用五苓散利水化气，忽略了先辨六经，重蹈前医覆辙，这个过失必须牢牢记住！如此回想胡老反复强调的"临证要先辨六经，继辨八纲，最后辨方证"，可谓言之凿凿，掷地有声！《伤寒论》第386条明确指出："热多欲饮水者，五苓散主之；寒多不用水者，理中丸主之。"仲景早有明训，惜吾辈"学而不思"，临证每每乱了阵脚，深感汗颜！此条貌似从病人欲与不欲处切入，实则是在强调，要先辨清病在太阳还是病在太阴！

病例二　芍药甘草汤酸甘化阴，濡养筋脉。临床中广泛应用于包括神经和运动系统疾病在内的多种病患。

笔者曾用此方加味，治疗一位44岁右桡神经前臂段病损的男性患者，因饮酒大醉后睡卧十几个小时，右手受压，醒后右手功能丧失。经注射营养神经针剂一个疗程，未见寸功。遂来中医门诊。查右手腕自然下垂不能上抬，拇指、食指不能弯曲，完全麻木，舌红少津，小有黄苔，左脉缓滑，右脉濡细重按无力。此乃津血虚亏、筋脉失养在先，饮酒大醉后湿热阻滞，气血不运，遂致筋脉弛缓，痿软不用。以芍药甘草汤合二妙丸加味：

| 白芍 60g | 甘草 30g | 苍术 10g | 黄柏 8g |
| 桑枝 30g | 生黄芪 60g | 当归 10g | 蜈蚣 2 条 |

二诊：上方连服 2 周，右手腕可适度上抬，拇指、食指可适度屈伸活动，麻木明显缓解。上方加桂枝 12g，助其温通血脉。如此共治疗 6 周，右手功能完全恢复。

九、调胃承气汤、四逆汤在本条的结构意义

学习《伤寒论》把握其基本原理，重视其具体病机与治疗效果的统一。不可一味地强调某证用某方，或某方一定用于某证的单纯治病观点。所以临证不可执着所谓的专病专方专药上，关键还是辨证施治。此条再次提供了知常达变、不拘一格、高度原则性与灵活性相结合来指导方药运用的一个良好范例。后二方（调胃承气汤、四逆汤）之论属借宾定主笔法，与此前脉证无直接关系。但调胃承气之设为"少与"，意在告诫医者辨证治疗除了方剂的选择外，以"量"来调治同样不可忽视。近年来中医学界以量效关系为主的经典名方相关基础研究已初具规模，这是临证非常重要的一步。结合本条，若此病一误再误，"重发汗，复加烧针"更劫其汗，必陷入阴寒重证，严重程度已非甘草干姜汤可以胜任，一定要"四逆汤主之"，落笔点明少阴之变与治。则前文的所有铺垫至此全部托出，文气豁然开朗，太阳与少阴首尾一贯。后二方属假设情况，意在教人辨证，而非一定经前二方治疗后会转属阳明，属反衬笔法，以调胃承气阳明热证反衬其虚寒。若再误治，必完全陷入少阴无疑。

十、此条的现代医学解读

《伤寒论现代解读》指出：过度发汗会引起水、电解质紊乱，低血容量状态，进一步发展为低血容量休克。也可引起便秘，甚至肠梗阻，肠道细菌、毒素移位等，特别是在感染发热病人。在低血容量状态时病人可见四肢发凉、微恶寒、下肢肌肉拘急、伸展不自如。当发生电解质紊乱时，则出现腓肠肌痉挛这样一组症状（芍药甘草汤证）。挛急，指小腿肌肉紧张度增高或者痉挛，乃机体处于寒冷环境中，皮肤肌肉微血管收缩；或处于发热的升温期；或水、电解质紊乱时的腓肠肌痉挛。也可以出现胃肠不适、恶心、呕吐、烦躁、四肢发凉这样一组症状（甘草干姜汤证）；还可以出现咽干、数日不大便、发热、谵语这样一组症状（调胃承气汤证）；一汗再汗，还可出现低血容量休克（四逆汤证）。

第二十九章 "证象阳旦"与"夜半"的思考

【原文】

问曰：证象阳旦，按法治之而增剧，厥逆，咽中干，两胫拘急而谵语。师曰：言夜半手足当温，两脚当伸，后如师言。何以知此？答曰：寸口脉浮而大，浮为风，大为虚，风则生微热，虚则两胫挛，病形象桂枝，因加附子参其间。增桂令汗出，附子温经，亡阳故也。厥逆，咽中干，烦躁，阳明内结，谵语烦乱，更饮甘草干姜汤。夜半阳气还，两足当热，胫尚微拘急，重与芍药甘草汤，尔乃胫伸。以承气汤微溏，则止其谵语，故知病可愈。（30）

【读法释要】

一、两个不可忽视的学术要点

一般认为此条是对第29条的解释，其实内涵远不止此。细细揣摩此条，我认为还涉及两个不可忽视的学术要点：一是由"证象阳旦"引出的关于《伤寒论》方剂渊源的思考；一是误治后虚实夹杂，因此先用甘草干姜汤治疗，并揭示出"夜半手足当温，两脚当伸"，即夜半阳气复还的特定病愈时段，于伤寒（包括温病）具有极强的启迪意义。试述如下：

先说第一个问题。"证象阳旦"，《伤寒论》仅此一处，属于误治生变；再就是《金匮要略·妇人产后篇病脉证并治》有"阳旦证续在耳，可与阳旦汤"句，属正当其治。顾名思义，"阳旦"谓春阳平旦之气也。仲景对于阳旦汤、证所指：阳旦证，即桂枝证；阳旦汤，即桂枝汤。概无疑义。依据之一是联系条文上下语境可较直观地做出判断；还有一个重要的考古依据，就是敦煌卷子本《辅行诀脏腑用药法要》的现世，原题"梁华阳隐居陶弘景撰"。该书不分卷，论医理多本《内经》，论方证多依据《汤液经法》（相传为商代伊尹撰）。由于《汤液经法》大大早于《伤寒杂病论》，且该书早已失传。所以我们今人通过《辅行诀脏腑用药法要》这部卷子本，多少可以窥见《汤液经法》之一斑。尤其让人眼前一亮的是，书中引有"弘景曰：外感天行，经方之治，有二旦、六神、大小等汤。昔南阳张机依此诸方，撰为《伤寒论》一部，疗治明悉，后学咸尊奉之"。由此可见，该书不仅证实了"阳旦汤、证"所指即桂枝汤、证外，而且道出《伤寒论》中的部分方剂与《汤液经法》很可能具有"传承"关系，从《辅行诀脏腑用药法要》中记载的部分方剂与《伤寒论》部分方剂的比较中，如桂枝汤、麻黄汤、小建中汤、小青龙汤、白虎汤、黄连阿胶汤、真武汤，乃至黄芩汤、小柴胡汤等，其"传承"的痕迹十分明显。《汤液经法》早已散佚，包括同样取材于《汤液经法》的《辅行诀脏腑用药法要》，尽管渊源甚古，却少有流传，未能像《伤寒论》那样对后世产生巨大的影响。为什么？一个主要原因就是张仲景传承并完善了《内经》的三阴三阳六经辨证体系，因而《伤寒论》的价值就不仅仅是一部方书，其理论体系决定了它具有顶级的学术地位与历千年而不衰的价值。

再说第二个问题。"言夜半手足当温，两脚当伸"，一昼夜十二个时辰，平旦、日中、黄昏、夜半，各占三个时辰。"少阴病欲解时，从子至寅上"，时辰正值"夜半"，乃阳生之时，故曰"手足当温，两脚当伸"。

关于夜半手足当温的临床意义，先贤冉雪峰有医案为证，这里摘要如下：

某男患温病，多日热不退，到十四日，突然烦乱殊甚如狂，遂即大汗淋漓，肢厥肤冷，昏顿不知人，势急矣。延某医诊治，断为虚寒法当温补脾肾。明明为热证邪实，何以突变为虚寒证？于是病家邀冉老诊视，诊毕，冉与之曰：这是战汗，温邪久羁，与气血混为一家，清之不去，透之不出，七日来复，现十四日，为两个七日，邪衰正复，邪正并争，乃显出这一番特殊变动。但此是病机转好，不是病机转坏。若不战汗，则邪终不除，病终不愈。正是正气伸张，驱邪外出，必须此前在病程中，干旋如法，乃有最后转关的这一着（笔者注：这是冉老特有的表达。我理解此指战汗的过程，所谓"干旋""转关"，即"战"，指身体耸动而有力，是正气抗邪的反映）。古人云：战时不必服药，脉停勿讶。况且此病，脉未停，重按不绝，出入息匀，绝不是脱。故前医药，不敢服。姑俟以观其变。至夜半手足温，汗止，神识渐清，热退病除。此案冉老感慨道："我断为战汗，是由温病原理得来；断为夜半厥回，是由本条原理得来；查脉息呼吸，知其非脱，是由临床经验得来。此可见伤寒原理，可用于温病；温病的治疗，亦可通于伤寒。"（《冉注伤寒论》，冉雪峰著）

冉雪峰是中华人民共和国成立初期享有盛誉的名老中医，观此急重病案足以看出冉老高超的诊断与预测水平，没有相当的中医功底和丰富的临床经验是不可能达到的。

二、"亡阳"在《伤寒论》中出现五次

除本条外，"亡阳"在《伤寒论》中尚有四处：

第 38 条大青龙汤方后注："若复服，汗多亡阳，遂虚，恶风，烦躁不得眠也。"

第 112 条桂枝去芍药加蜀漆牡蛎龙骨救逆汤证："伤寒脉浮，医以火迫劫之，亡阳必惊狂，卧起不安者。"

第211条："发汗多，若重发汗者，亡其阳。"

第283条："病人脉阴阳俱紧，反汗出者，亡阳也。此属少阴，法当咽痛而复吐利。"

由此可见，仲景所说的"亡阳"与发汗太过或汗出过多直接相关。汗出过多，伤津耗气，阳随津泄，重者阳气外亡。

三、胡希恕老师的生动解说

胡老指出："此服桂枝汤后，'厥逆，咽中干，两胫拘急而谵语'便发生了。什么原因呢？'寸口脉浮而大'。可见，病开始就是虚证。'浮为风'，即外感之脉；'大为虚'，此是脉大按之内空，则为虚，即津液虚也。故'虚则两胫挛'。若脉大而滑，属里有实热。'病形象桂枝，因加附子参其间'，即桂枝加附子汤（治汗漏不止者）。'增桂令汗出'在于解表，但实际上却更失津液而亡阳（亡津液），故导致'厥逆，咽中干，烦躁，阳明内结，谵语烦乱'，属津液亡失太多而造成内里结实。此皆由胃虚而来。故谵语不必管，应宜调胃治津液，故'更饮甘草干姜汤'。服药后，'夜半阳气还（阳进阴退之时），两足当热'，厥逆可愈。而津尚未恢复，故'胫尚微拘急'，要'重与芍药甘草汤，尔乃胫伸'。'尔乃'即不久，'微溏'即用调胃承气汤少少与，见大便稍稀即止。"（《胡希恕伤寒论授课笔记》，笔者整理）

胡老还密切联系临床告诫学生："临床有小便数者，不可用桂枝汤，桂枝加附子汤亦不可用。问诊要细，外感见小便数者，应先治小便频数。此二条也是针对桂枝汤而言，尤其有了明显的津液竭于里（'心烦，脚挛急'）的反应，即使有外感也不能用，即不能够使用汗法。以芍药甘草汤为最好，既治小便数，又可育阴生津。胃不好则津不会生，由胃虚所致之津亏者，以甘草干姜汤为好。生地碍胃，越滋阴越坏，胃气不生。此乃津液虚用辛热药之由。有谓'甘温除大热'，不是说遇到大热证使用甘温药，而是指需要甘温来解其热的病，如桂枝汤。用此汤没有不发热的，但要有条件：必须津液虚，脉必须弱而发热者，用之即效。否则就坏事。甘草干姜汤可治津液虚衰之厥逆，但不等于见厥逆就用甘草干姜汤。"(《胡希恕伤寒论授课笔记》，笔者整理）胡老临证经验丰富，而且毕生研读《伤寒论》达到痴迷的程度！欲学好《伤寒论》，尤其想要提高治病的水平，提高疗效，老先生的著述需要反复阅读。

四、"甘温除热法"当兼顾肾气临证点滴

病例 某女，32 岁。

主诉：低热 3 周。

现病史：患者于 3 周前感冒，恶寒发热，去某医院行相关检查，诊断为"肺炎支原体感染"，对症治疗后遗留低热，于每日午后至晚 8 点左右体温 37.2～37.6℃。

既往史：有贫血病史，宫外孕术后 3 年。

刻下症：午后有时往来寒热、乏力，舌质淡体略胖大边有齿痕，脉沉细滑。

治疗：初期用小柴胡汤与四君子汤治疗，症减轻，午后低热间断，且徘徊在 37～37.2℃。

二诊：因考虑患者体弱贫血体质，用"甘温除热"的补中益气汤加味，低热继续好转，但 1 周内或有 1～2 天午后体温达 37℃。

三诊：于补中益气汤加枸杞 10g，后 1 周体温正常（36.6～36.8℃）而愈。

按："甘温除热"之治由李东垣先生提出，学界都知道李东垣力倡脾胃学说，注重扶土，这一学术思想的来源，正如顾植山教授所说："李东垣遇到大疫的年代是 1232 年（壬辰年），这本身就是个寒湿年，辰年，寒水司天，湿土在泉。"说明李东垣重视脾胃抗病功能的学术思想，源于对当时

运气环境所导致的疾病特点的把握，据此提出了"甘温除热"治法。他认为，元气充足环行于体内，阴火敛降，两相为安。若元气不足，阴火则亢而为害，所谓"火与元气不两立，一胜则一负"。而"元气之充足，皆由脾胃之气无所伤，而后能滋养元气"。东垣学说以脾胃立论，认为脾胃内伤是阴火产生的关键，"脾胃气虚则下流于肾，阴火得以乘其土位"，亢而为害；同时，脾胃气机升降失调，气机郁滞而生内热。对此他提出"以辛甘温之剂，补其中而升其阳，甘寒以泻其火"，确立温补脾胃、升阳散火的甘温除热法，遂创制出补中益气汤、升阳散火汤等代表方。此说是则是矣，但李东垣所谓"阴火"皆因饮食劳倦、情志失调等损伤元气所生，似不全面，因而临床劳倦内伤发热用补中益气之治亦非皆效。

　　上述"甘温除热法"当兼顾肾气病例，个人体会，用参、芪之温配枸杞之甘，脾肾兼顾，对长期低热或高热伴见大汗淋漓、脉虚缓者，取效明显。盖足少阴肾经"循喉咙，挟舌本"，枸杞之甘能生津，属少阴肾，这里的"甘温除热"，即少阴肾水制火也。舌下之金津、玉液（舌下系带两侧，左金津，右玉液）者，有甘味为证，同气相求也。

附　篇

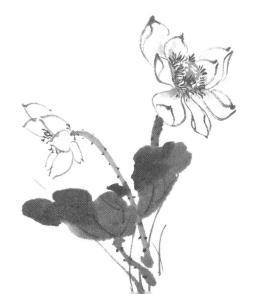

附一 谈谈康平本《伤寒论》

一、"家传之论说" 所据何底本？

据说此版本原为唐卷子本之旧（即唐人手抄《伤寒论》卷子本），是日本后冷泉天皇康平三年二月十七日侍医丹波雅忠据"家传之论说"抄写。康平三年相当于公元 1060 年（北宋·嘉祐五年）。故称"康平本《伤寒论》"。此本如果属实，则比宋臣刊印《伤寒论》的时间 1065 年（宋·治平二年）还要早 5 年。但问题随之而来，"家传之论说"抄写，所据何底本？换言之，你提供的这一"古传本"从何而来？原底本（仅仅据说是唐卷子本）的落款年号与出处是什么？没有下文。这一点非常重要，直接关系到此本的真伪。如《辅行诀脏腑用药法要》的被发现和确认就是这样，最初被河北威县张偓南先生收藏，传给其嫡孙张大昌医生。经中国中医科学院马继兴等专家考证，原卷子本出于敦煌石室（已毁），原题"梁华阳隐居陶弘景撰"。当为梁代陶弘景的弟子辑录陶氏医药方论之书，成书于公元 540～800 年。就是说张偓南收藏并传给嫡孙张大昌的"家传抄本"是有出处的。再如南北朝陈延之编辑的《小品方》，该书成书于公元 454～473 年，首见于《隋书·经籍志》，原书至北宋末叶亡佚。20 世纪八九十年代在日本尊经阁文库发现《小品方》古抄本残卷，引起学术界的轰动。又如，康治本《伤寒论》是十九世纪中叶在日本发现，系日本康治二年（公元1143年，相当于中国南宋初）癸亥九月沙门了纯所抄。此本的出处系唐人手抄卷子本，卷末有"唐贞元乙酉岁写之"字样，据考证是唐德宗李适驾崩之年（即唐贞元二十一年，岁在乙酉，公元805年），其长子顺宗李诵即位，并于同年农历八月五日"改贞元二十一年为永贞元年"（见《旧唐书·卷十四》）。可见与史书记载吻合。所以，"抄本"再古老，也是有出处的，其真实性是可信的。然而"康平本"的真实出处很模糊，这个悬而未决的前提不落实，一切便无从谈起。

二、"康平本"在唐朝无迹可寻

有学者认为："康治本、康平本《伤寒论》是在唐朝传到日本去的《伤寒论》。"这似乎是一句结论性的话，但问题同样随之而来：康平本未传到日本前在唐朝是如何流传的？这是一个盲点。就现存相关史料及一些学者的分析考证，尚未见到能拿出有一定说服力的证据，证明该本在唐朝的流传，甚至连蛛丝马迹都难以寻到。学术需要严谨，我们总不能空穴来风地把"康平本"所谓的"小字傍注、小字夹注"作为证据来妄断宋本《伤寒论》之是与非吧！显然，"康平本"是缺乏证据未经论证的一个"存在"，其"合理性"是有问题的。

根据现存的文献考证，从《脉经》和《金匮玉函经》条文的排列，可以推测出《伤寒论》的原始面貌，它是按照前论后方排列的，是按照"可"与"不可"排列的。现通行本《伤寒论》的排列方式肇始于孙思邈"方证同条、比类相附"的改编，宋本沿用了孙思邈的排列方法。从"康平本"的条文排列上，我们看不到《脉经》《金匮玉函经》对它的影响，因此可以推知其版本应该在孙思邈《千金翼方·伤寒论》以后出现，其"原文""准原文""追文""嵌注"等不同的文字格式，如果排除后世人为作假，这种排列形式最可能的推测就是，"康平本"应和唐代医官入仕考试的标准本《伤寒论》有关，是为学习记诵之用的抄本，便于应试者考前习诵。当然，前提是排除人为作假。所以，这个"康平本"不值得大惊小怪。

医史学家范行准先生认为：康平本《伤寒论》没有多少胜于赵本（指明·赵开美刻本）之处。与《千金》《外台》伤寒部分的内容更不相侔，甚至认为它可能是从宋本，而不会是唐以前的本子出。同时，范先生仍然肯定"康平本"有一定的价值，如现在通用版本的《伤寒论》有些字句方面的疑问可以从康平本找到解释（《张仲景医学源流》，傅延龄主编）。康平本《伤寒论》从其产生年代（本身是个疑点）到编排体例，再到对原文的分格划分的编撰目的上，它都不可能是《伤寒杂病论》原貌，不能当作"标准"或"证据"来引用。若据此作为鉴别"真伪"的样本，甚至认为是"原始古貌"，则荒唐。

"不知有汉，何论魏晋！"梁启超在《清代学术概论》中讲到"朴学"正统派之学风的十大特色，这里再次恭录冠首的两条以正视听：

（1）凡立一义，必凭证据；无证据而以臆度者，在所必摈。

（2）选择证据，以古为尚。以汉唐证据难宋明，不以宋明证据难汉唐；据汉魏可以难唐，据先秦西汉可以难东汉。以经证经，可以难一切传记。

三、举例第 27 条比较《脉经》与"康平本"之异

《伤寒论》第 27 条："太阳病，发热恶寒，热多寒少，脉微弱者，此无阳也，不可发汗。宜桂枝二越婢一汤。"五版中医教材《伤寒论讲义》认为属"倒装句法"，即"宜桂枝二越婢一汤"应接在"热多寒少"之后。并认为"本条述证甚简，不易理解"，甚至认为"无阳，指阳气大虚"。于是近年来有人拿出康平本《伤寒论》为据，指责宋本《伤寒论》之非，认为宋本第 27 条"太阳病，发热恶寒，热多寒少"后接"脉微弱者，此无

阳也，不可发汗"，是前言不搭后语；而"不可发汗"后接"宜桂枝二越婢一汤"，更是自相矛盾。如此等等。观"康平本"此条："太阳病，发热恶寒，热多寒少，脉微弱者，不可大发汗，宜桂枝二越婢一汤。"可见缺"此无阳也"四字，宋本的"不可发汗"，到康平本变成了"不可大发汗"。如此"完美"的一个版本，似乎群疑冰释了！

其实，如果能沉下心来好好读一读《脉经》，这个所谓的"问题"就不是什么问题了。学界都知道，王叔和将仲景遗文基本撰次于《脉经》卷七、卷八、卷九，若考最接近《伤寒杂病论》原著之古貌者，《脉经》无疑是首选——这是最接近张仲景文的第一手资料。请看《脉经》此条的记载，《脉经·卷七·病不可发汗证第一》云："太阳病，发热恶寒，热多寒少，脉微弱，则无阳也，不可复发其汗。"以此衡量，宋本保留了《脉经》的基本内容，而"康平本"则恰恰对"此无阳也，不可发汗"这有争议的八个字做了精细的删（此无阳也）补（大）。《脉经》与"康平本"究竟谁是谁非，已不言而喻。

笔者注意到医史文献学王立子博士的详细考证：王叔和撰次仲景遗作的时间约在魏文帝曹丕黄初至魏明帝曹睿青龙三年以前这一段时间，即在公元220（黄初元年）~235年（青龙3年）。就是说距仲景逝世不过十几年，距仲景始撰《伤寒杂病论》的时间（约公元206年前后），最多也不过三十年。因此，叔和撰次之本，与仲景原著最为接近。就《脉经》的研究结果，王立子指出："《脉经》卷七、八、九三卷，并非《伤寒杂病论》的准确的原始的面貌，但是，《脉经》卷七、八、九三卷，却是比较接近仲景《伤寒杂病论》原书主要格局和大体面貌的资料。考证《伤寒杂病论》的来源、内容、条文、文字、流变，舍《脉经》必入于迷途。证明在《伤寒论》诸种传本中，以《脉经》传本为最古，叔和与仲景踵指相接，并亲炙仲景门墙，故《脉经》所收《伤寒论》条文，最近仲景《伤寒论》古貌。"（《宋本〈伤寒论〉刊行前〈伤寒论〉文献演变简史》，王立子著）

四、"康平本"缺失的内容属人为删节

"康平本"的编排体例类似宋本《伤寒论》，如痉湿暍、六经病、霍乱、劳复等章的内容及条序，与宋本几乎相同。所异者是"康平本"删去卷一（辨脉法、平脉法），卷七（辨不可发汗、辨可发汗），卷八（辨发汗后、辨不可吐、辨可吐），卷九（辨不可下、辨可下），卷十（辨发汗吐下后）。较之宋本《伤寒论》，康平本缺失的内容属人为删节，刀削斧砍的痕迹明显，恰恰迎合了攻击王叔和的错简重订派，去古甚远。所以不会是"叔和撰次之真本"。有学者认为："康平本是否一定就是'叔和撰次之真本'，由于缺乏足够的证据，还不能做出最后结论，但是此本来源极为古老，它是六朝传本之一，当是没有疑义的。"（《伤寒论文献通考》，钱超尘著）考证的证据对一位学者而言是何等重要！既然"缺乏足够的证据"，又怎可能确认其"来源极为古老，是六朝传本之一"呢？研究《伤寒论》版本，目前所能确认其依据充分的版本主要是《脉经》和《金匮玉函经》，舍此或与此版本相矛盾者，均不能作为第一手文献资料。除非有新的确凿的考古证据发现。郭沫若先生指出："无论做任何研究，材料的鉴别是最必要的基础阶段。材料不够，固然大成问题，而时代的真伪或时代性如未规定清楚，那比缺乏材料还更加危险。因为材料缺乏，顶多得不出结论而已；而材料不正确，便会得出错误的结论。这样的结论，比没有更为有害。"（《十批判书》，郭沫若著）这是我们在考察"康平本"时尤其需要警惕的。

五、孤证不为定说

有学者认为："康平本凡'坚'字皆写作'硬'字，避隋文帝杨坚之讳，可证此本在隋朝曾经传抄，亦可证此本是隋前之传本。"（《伤寒论文献通考》，钱超尘著）请问宋本、成本（金·成无己《注解伤寒论》，下

同）均作"硬"，如何解释？或同样在隋朝曾经传抄？或者宋本、成本、康平本均同出于一个祖本？假设是"同出"，则康平本缺失辨脉法、平脉法、诸可诸不可内容又作何解？这个祖本又是何本？这一连串的疑问迫使我们不得不回到了原点——康平本从何而来？梁启超讲："孤证不为定说。"据此一"硬"字即轻易地"证"出此本曾经隋朝传抄，甚至"隋前之传本"。是不是过于草率？根据现存已掌握的可靠文献资料，隋前（六朝）之传本只有《脉经》和《金匮玉函经》，书中直写作"坚"。而《千金翼方·伤寒论》与《金匮玉函经》内容相同之处极多，乃传自六朝，均作"坚"。

六、"康平本"在北宋不存在

此外，学者还认为："康平本凡'真武汤'一律写作'玄武汤'（见第82条、第316条），不避宋讳，又可证没有经过后人追改"（引证同上）。康平本的编排体例类似宋本，又不避"玄"讳，与《千金翼方》同，则此抄本可能在北宋之前？但问题来了：该本在北宋前的"流传"情况同样无迹可寻，而在日本的"流传"情况亦同样模糊（与康治本比较）。追本溯源，《脉经》《金匮玉函经》均作"属真武汤"。宋本《伤寒论·卷八》亦作"属真武汤"，则宋本可证与《脉经》《玉函经》一脉相传。宋本、成本、玉函经同样有"真武汤主之"字样（宋太祖赵匡胤之父名为赵玄朗，宋臣因避"玄"讳改为真武汤）。前已述及，康平本的编排体例与宋本几乎相同。但又明显受"方证同条，比类相符"的影响，故此本如果确实存在的话，也当在《千金翼方·伤寒论》以后，《千金翼方·伤寒论》作"玄武汤主之"，《千金要方》作"属玄武汤"，康平本顺延其旧写作"玄武汤"，是不足为怪的。若据此认为这是"不避宋讳，可证没有经过后人追改"，倒不如说是从一个侧面恰恰证实了宋臣们完全没有见过这个本子更为靠谱！据此只能得出判断：这个所谓的"康平本"，在北宋根本不存在。

七、"康平本"露出的两大破绽

（一）"里未和"三字露出破绽

据韩世明博士考证：康平本是日本人抄自宋本《伤寒论》的一个版本，且是抄自明·赵开美（1563—1642）重刻的"宋本"（明·万历二十七年，即1599年），并且只是一个节略本。原因在于，赵开美在初刻宋本《伤寒论》时，出现了一点错误，后来在原版上补刻改正过来，所以，中医研究院图书馆藏本卷三第93条为"得里和，然后复下之"，而北京图书馆藏本为"里未和，然后复下之"。但第93条仲景原本为"得表和，然后复下之"（见卷十"辨发汗吐下后病脉证并治第二十二"），这是由于宋小字本将"得表和"误作"得里和"，而赵开美初刻时延续了"得里和"的错误，所以又根据成本《注解伤寒论》等"得里未和"，而改为"里未和"。"里未和"在宋本就只能是明·赵开美本之后的事情了。而康平本恰恰就是在"里未和，然后复下之"这一句上，露出了真面目。所谓由丹波雅忠抄录等，完全是故意制造的假象（《再传伤寒论》，韩世明编著）。

（二）"大"字露出破绽

此外，康平本《伤寒论》中凡太阳病、太阴病之"太"字皆写作"大"。这是所有《伤寒论》其他版本均未见到的。考"太"字，古作"大"，后语音分化，在"大"字下添加符号成指事字而为"太"。于是有学者据此认为，康平本《伤寒论》是"大存古意"的"古传本"。那么，这个所谓"古传本"能"古"到何年代呢？学者没有细论。从张仲景的《伤寒杂病论》到王叔和的《脉经》，均未见把"太阳""太阴"写作"大阳""大阴"的。问题是"康平本"的年代还能早于《伤寒杂病论》与《脉经》的产生年代么？可见这个炫目的"大"字同样露出马脚。则康平本的"大存古意"未免走得太远，连张仲景、王叔和犹恐不及也！所以书中"大阳""大阴"同样经不起推敲，不过是"仿古"而已。其实，后世医家亦有将"太"写作"大"者，如宋·陈无择《三因极一病证方论·卷五》"五运时气民病证治"中就有："凡遇六甲年，敦阜之纪，岁土太过，雨湿流行，肾水受邪，民病腹痛……溏泄、肠鸣，甚则大溪绝者，死。"这里的"大溪"，指足少阴太溪脉，本不足为奇。

所以，只要我们把宋本《伤寒论》刊行前之《伤寒论》文献资料做一下严谨的梳理工作，许多学术问题自然水到渠成。研究《伤寒论》版本，原则是"选择证据，以古为尚"。古籍研究专家吴孟复先生说："对前人、今人未曾指为伪书者，一般可信；如有怀疑者，就可疑之点进一步加以考核"，并指出："如果有一部从来未见著录，或者在书目中认为久已佚失而突然发现者，就应该研究其来历。如果出于地下挖掘（如银雀山、马王堆及敦煌石窟等）自可相信；反之，来历不明，就值得怀疑。梁启超认为来历不明的书，十分之九是伪书。"（《古书读校法》，吴孟复著）

八、"康平本"技术细节上的疑点

众所周知，康平本《伤寒论》是日本汉方医家大塚敬节（1900—1980）在20世纪30年代偶然发现的。之所以引起他很大的兴趣，据他本人说是该书"与宋本、成本相比较，最大的不同点是没有'辨脉法''平脉法'两篇，全书分为十五字、十四字和十三字一行，更于随处可见细字的嵌注和旁注。"至于这个本子的真实性，大塚敬节先生还是较为客观看待的（尽管有他的倾向性）。他说：有人认为康平本《伤寒论》为伪书，在江户时代就有怀疑该书是伪书的水云元球（1793—1862，日本江户时代后期考证学者）。大塚敬节引用水云元球朱批如下："按康平三年，当宋仁宗嘉祐五年，则此本在林亿等校订前数年，盖汉晋古本之样确存者，而其低书傍书与本经辨别者，大抵与近世古医方家之说相符，则此间不能无疑于赝作矣。友人伊能颖则曰，皇朝古写本绝无不付训点，而此本无之，亦难信之一证。其言颇当。庚申十月 水云元球。"大塚敬节遂即释义说："元球的该批语这样认为：该书虽然具备汉晋时代古本的样式，但出现低格而书、加有旁注，且经文与非经文分别的方式，符合近世古医方家的做法，不能不怀疑是否为赝品。另外，友人伊能颖则认为，日本的古抄写本没有不加注汉文训读符号的，该书未加注汉文读法，则是不可信的又一证据。此言诚为得当。"此外，日本的宫下三郎在《唐代〈伤寒论〉书志学的考察》一文中，对康平本《伤寒论》提出以下疑问："与孙奇等校正的宋本《伤寒论》相比，康平本《伤寒论》异字非常少，很明显这是因为该书是以校正本为依据的，雅忠的扉页批语没有形成汉文体，值得怀疑。康平三年雅忠为典药头而写成侍医，不合情理；另外，贞和二年，和气嗣成尚未成为典药权助而具有教授书籍的高级地位。这些都是疑点。"同时大塚敬节也表达了自己的看法："进入江户时代后，宋本和成本的《伤寒论》广泛流行，也许是为了加以区别，同时也为了增加权威性，串联上丹波雅忠与和气嗣成的名字，模仿雅忠的《医略抄》序制作了扉页批语。但是在镰仓的某处，存在附有汉文训读符号的可以推断为该书残简的书籍，在可以明确其为镰仓时代（1185—1333）初期物品基础上，便不能把它当作江户时代古方医家制作的伪书。"（《临床应用伤寒论解说》，日·大塚敬节著，王宁元译）大塚敬节云"镰仓的某处"，云"可以推断为该书残简的书籍"之类，因拿不出证据证明所论的出处与古籍记载，故此说不足为凭。总之，康平本《伤寒论》是一个疑点甚多的本子。

九、假作真时真亦假

考现存《伤寒论》文献的诸多版本中，唯"康平本"有准原文、追文以及嵌注、旁注这种独特的文字分格形式，然随之而来的问题是，在漫长的《伤寒论》版本演变史中，竟然唯有"康平本"一花独放，兀自冒出"独善其身"的一个版本，不觉得蹊跷吗？"康平本"条文中的准原文、追文与随处可见的嵌注、旁注之类，貌似"解决"不少宋本《伤寒论》的疑问，实则恰恰不可信！从条文格式上已经明显带有后人作假的痕迹，不符合古人著书习惯。如此精细地"群疑冰释"，正是问题的所在。有道是"假作真时真亦假"，凡是读宋本《伤寒论》遇到的文字疑问或学术瓶颈问题，再看"康平本"，竟轻易地"解决"了！不觉得奇怪吗？对这样一个出处经不起推敲，演变历史模糊，且"文字分别排列"得天衣无缝的所谓"古本"，只能说明一点：此本是出自后人之手的赝品。说白了就是，你有疑问么？好，给你一个貌似"古本"的"解答"。

古书读校的经验告诉我们，某些古籍内容看似与我们今人的思维定式、思维习惯相左，觉得矛盾，但年代确凿，考证确是最古者，则可信度高，如《脉经》《金匮玉函经》；反之，看上去易符合接近我们今人的某些思维习惯，心理上乐于接受，但年代的原始资料模糊，相关脉络不清晰，表现形式又很"新"，则往往靠不住，不可能作为立论的证据，多系赝品。"康平本"的真实出处模糊，该本在唐朝包括北宋前的"流传"情况完全无迹可寻，在日本的"流传"情况同样模糊。如此"来历不明的书，十分之九是伪书"。

十、"康平本"是古方派医家炮制的产物

综上，我个人倾向于这种观点：所谓"康平本"，很有可能是日本江户时代（1603—1867）后期古方派医家精心打造出的一个假"古本"，那里面有"支持"古方派观点随处可见的"依据"——抛弃《内经》理论，抛弃脏腑经络，抛弃五行和五运六气，都可以从中找到相应的经过巧妙炮制后的"原文""准原文""追文"，乃至"嵌注""旁注"一类。这是试图重订《伤寒论》"正文"而任意取舍的一个本子，且"为了增加权威性，串联上丹波雅忠与和气嗣成的名字"（大塚敬节语）以欺世。

必须承认，这个被精心打造出的"康平本"，技术上颇见功夫。通读全书，文字分格精细，眉目清晰，技巧老到圆熟，断非普通医家所能为。对文字叙述中疑惑之处或敏感词句，每多巧妙地避实就虚，颇为迎合古方派片面追求"实证亲试"之风，可以断定此本属日本古方派走向自身成熟期的产物。我们常说日本这个国家的人民有种精益求精的匠人精神，"活儿"做得很棒，于"康平本"可见一斑！

附二 "辨证知机"是《伤寒论》的神品

一、刘老感叹:《伤寒论》"高山仰止"

辨证知机是吾师刘渡舟晚年提出的别具特色的学术思想。

继 1983 年《伤寒论十四讲》出版之后，老师已经开始有意识地归纳他的学术思想，于十年后的 1993 年出版《伤寒论临证指要》中正式推出伤寒治学"三论"：辨非论、水证论、火证论。二十年后又被众弟子们系统归纳成"八论"，即以上三论加上方证相对论、辨证知机论、古今接轨论、湿证论、痰饮论。

从中医思辨的角度看，这些"论"相互渗透、相互解说，很难截然分开。不过，其中的"辨证知机论"，我认为是有必要重点加以强调和梳理的。甚至认为，它是刘老学术思想升华的一大亮点。

为什么这样说呢？记得早年跟师学《伤寒论》已经一年半之久，还没有进入其他经典医著的学习时，我着急，便问老师：中医学院伤寒课程 150 学时结束，我学了这么久，是不是太笨了？老师脱口而出："那（指教材）都是白搭！"老师看出我不解其意，就又说：《伤寒论》这本书就像一堵墙一样很厚，所以要尽可能学得明白些。什么叫明白些？就是要跟张仲景说上话。"

我一愣，此话怎讲？

老师说："什么叫跟张仲景说上话？就是你学了这一条，先好好琢磨琢磨，仲景下一条有可能讲什么？好好想想，把这之前学过的条文，它们之间的联系再好好理一理，想好了再看下一条。如果你想的正好是仲景下一条要说的——这就叫跟张仲景说上话了。"

这……这太难了！我感叹道。

老师又说："我曾经有个想法，这本书要想学得明白，我给自己提出一个标准，就是要跟张仲景说上话。为此，我尝试着想写本书。可是只写个开头，越往后写越难，最后只能搁笔——这是一座山啊！我的脚力不行，上不去。《伤寒论》这部书让我知道什么叫'高山仰止'。"

今天重温当年老师的话语，依然是心潮涌动。刘老作为一代伤寒大家，竟是这样的虚怀若谷！

同时，老人家晚年依然在苦苦求索，他能说出这样的心里话，算是给我留下一个终生都要做的课题，那就是：学习《伤寒论》光下功夫还远远不够，光努力临床有了一定的经验积累也还是不够，必须"参悟"，如师所说"想方设法寻找门径，穿墙而进，一览而无余"，以求境界的升华。正是在这个意义上，刘老的"辨证知机论"可谓光彩照人！

二、第176条"表有热里有寒"情景阐释

刘老在这篇文章中感慨道："自《伤寒论》问世以来，医坛学子，无不异口同音，攻读其辨证论治而已矣。对此，余大声疾呼，是则是矣，论其义则隘矣，犹未尽仲景之传也。我认为证之微妙之处，则在于'机'。何谓机？事物初露苗头的先兆，也叫机先。《辨奸论》则叫'见微知著'。中医学亦不能例外。所以，《伤寒论》既有辨证论治的学问，也有辨证知机的奥妙。两个层次，则有高下之分，精粗之别，不得混为一谈……知机的学问，则属于《伤寒论》的神品。"

既然"机"属于见微知著，是事物初露苗头的先兆，我们不妨把它视为对疾病初现端倪的预测。疾病在发生传变的情况下，每每是有先兆显露的。

仲景在《伤寒论》中这方面的论述很多，如能细心揣摩，会有意想不到的收获。如第4条："伤寒一日，太阳受之，脉若静者，为不传；颇欲吐，若躁烦，脉数急者，为传也。"这是主要根据"脉若静"与"脉数急"来预测病传与否。

据脉诊预测病传，仲景书中每每有精彩的病案，如《伤寒论》第176条："伤寒，脉浮滑，此以表有热里有寒，白虎汤主之。"针对这一条，注家们众说纷纭，至今莫衷一是，有的干脆将"寒"改为"热"，认为是传抄之误。

其实，从辨证知机的角度看，竟能体会出完全不同的另一番境界。我们可以假设一个跟随仲景先生看病的情景：患者病起于"伤寒"，表证无疑；继而切其"脉浮滑"，属阳脉无疑。《辨脉法》开篇就讲："凡脉大、浮、数、动、滑，此名阳也。"纯表证当脉浮紧（太阳伤寒）或浮缓（太阳中风），此"脉浮滑"，这是表里俱热的脉！——说明表邪迅速从阳化热。所以仲景先生见微知著，一锤定音——"白虎汤主之"！正是通过预先对病的发展趋向的准确预测而做出的判断。这是张仲景舍症从脉论治的精彩案例。

尽管尚未出现典型的大热、大渴、大汗（只是时间问题），但通过"伤寒，脉浮滑"这五个字，病因知道了，刻下的脉象知道了，见微知著，脉浮滑变为洪大（太阳转属阳明）已成必然！——这是对表证化热入里的一个动态描述，仲景用白虎汤"主之"，立法处方如此果断，可见其胸有成竹！根据就是"脉浮滑"——这种辨证"知机"的本领太应该学习了！所以"里有寒"（太阳为寒水之气，标阳而本寒）只是病的一个来路（伤寒），一个表象（太阳表证），一种暂时的过渡，病情迅速变化的结果肯定是"里有热"（转属阳明），恰如第350条所言："伤寒，脉滑而厥者，里有热，白虎汤主之。"厥者，手足逆冷者是也。用一个"而"字将"脉滑"与"厥"连接，则"厥"是阳气郁闭所致甚明，进而准确判断是"里有热，白虎汤主之"。这就是张仲景辨证知机的本领，还是舍症从脉。

为什么《伤寒论》开篇首论《辨脉法》和《平脉法》？它是与全书"并平脉辨证"的基本精神一贯首尾的。可见脉诊的重要！

三、重视"时空辨证"、望色与辨脉测病

他如六经病欲解时，是从日周期昼夜阴阳消长上预测疾病的变化。长期以来，学界对《伤寒论》以六经病提纲证为首的辨证论治研究甚多，而对论中以六经病欲解时为中心的"时空辨证"研究甚少。可以认为，"时空辨证"讲对疾病的时间方位预测，恰恰是辨证知机的一个重要方面。比如《伤寒论》第9条"太阳病欲解时，从巳至未上"，即9:00～15:00这个时段，对于太阳中风桂枝证而言，在此时段服桂枝汤，按照仲景要求的"半日许，令三服尽"即分别在9点、11点、13点，分三次服完，则疗效大增。较之现在通常的早晚两次服药，见效快得多（另有专论）。

本人20多年前搞过中医肝病专科门诊，发现慢性肝病也有它的规律性。日周期昼夜的变化规律，如《素问·脏气法时论》云："平旦慧，下晡甚，夜半静。"意思是天亮时木气生发，精神爽慧，到傍晚申酉时金气旺盛，金克木，病情加重。到了夜半丑时肝之生气复苏，病情随之安静稳定了。

同样是肝病，从年周期变化规律看，夏天当愈的时候多。如果不愈，迁延到秋天就会加重（金克木），甚至死亡。如果挺过来了，到冬天病情维持个不好不坏，到翌年春天（值木气生发）才会好转。

余早年背《金匮要略》开篇"脏腑经络先后病脉证第一"，这是一篇纲领性的专篇讲疾病预测的文字。如"问曰：病人有气色见于面部，愿闻

其说。师曰：鼻头色青，腹中痛，苦冷者死；鼻头色微黑者，有水气；色黄者，胸上有寒；色白者，亡血也……又色青为痛，色黑为劳，色赤为风，色黄者便难，色鲜明者有留饮"。这是据望色以预测病候，临床上非常实用，不但可以预测，同样也加强了辨证的准确度。

如治疗一位顽固性手癣干痒兼便秘患者，舌质干红，一派阴虚血燥之象，以养血生津、止痒润燥之法，服药两周效果不显。观其面色黧黑，细诊其脉沉而弦，问其口渴否，答曰不渴。猛然想到这是里有停水，津液不得上荣亦不得下输，以养血利水枢解少阳法而获显效。

观《伤寒论》"辨脉法""平脉法"，有很多都是据脉测病的论述，真需要重视起来，会大大提高我们"辨证知机"的本领。如《平脉法》曰："问曰：东方肝脉，其形何似？师曰：肝者，木也，名厥阴，其脉微弦，濡弱而长，是肝脉也。肝病自得濡弱者，愈也。假令得纯弦脉者，死。何以知之？以其脉如弦直，此是肝脏伤，故知死也。"《辨脉法》中有这样一段："脉浮而洪，身汗如油，喘而不休，水浆不下，形体不仁，乍静乍乱，此为命绝也……若汗出发润，喘不休者，此为肺先绝也。"这些文字都非常耐读耐悟。

四、一则病案辨脉看预后

我的一个亲戚，年轻时患重感冒发烧，后逐渐发展为慢性支气管炎、支气管扩张、继发性气胸等肺部多种疾病。做过手术，术后便长期病休在家，如此三十余年，服中西药维持。人是形瘦骨立，长期抽烟，抑郁寡言。每日晨起咳痰盈盂。十几年前曾断断续续服过我开的中药几周，总的来讲就是带病延年，起色不大。2013年春节前，病情再次反复，咳痰不断，端坐呼吸，后请我去看病，见病人的精神极度萎靡，然面色潮红，虑其真阳外越之戴阳证，再切其脉，见右脉浮洪，已过寸位。时值腊月隆冬，脉不沉而反现盛夏之洪脉，真龙出水（指肾中一点真阳外露）啊！水不制火，进而克金犯肺明矣。因而未敢处方，借故已是腊月廿八，说话就要过年了。待家人送我出门的机会，我对家属说，病很危险，怕是凶多吉少，要有心理准备，可随时送医院急诊。

至大年初一对方打来电话拜年，高兴地汇报说：他今天吃了一大盘饺子，兴许让过年的喜庆冲冲会好起来呢。我放下电话，随口蹦出四个字：残灯复明。

果然，大年初二凌晨4、5点钟（寅时），开始呼吸困难，痰壅气促，随即大咯血不止，后昏迷。待急救车到来时，人已不见任何生命体征。时年56岁。

五、积极借鉴古人宝贵的预测经验

刘渡舟老师的《辨证知机论》最后说："学会了'辨证论治'，乃是初级的阶段，达到了形似；学会了决生死、处百病，可以预知的炉火纯青，才可以说达到了神似。张仲景在原序开头说出'余每览越人入虢之诊，望齐侯之色，未尝不慨然叹其才秀也'。此乃辨证知机之训，画龙点睛之笔。"前已述及，辨证知机的"机"，讲的是见微知著，讲疾病初现端倪时的预测。在对待五行学说上，刘老在《〈伤寒论〉与经络》一文中深有体会地讲："《伤寒论》不完全是讲辨证论治的，那辨证知机也是奥妙的，现在不研究这个行吗？好，辨证论治是讲六经的，辨证知机是讲五脏的。记住了，这是口传。见什么证，见什么脉，然后按五行生克之理，琢磨这病有没有危险，什么时候会出现危险。"刘老随后举例说："曾出诊见一个麻疹转成肺炎的儿童，喘得厉害，见绝证了，其父问用什么药治疗？我说不用服药了，危险就在眼前。为什么呢？这孩子喘如鱼口不能闭，肺气绝也。五脏里的肺所以决死生。治伤寒杂病，辨证知机在于五脏，辨证论治在于六经，这要分开了。所以，在《伤寒论》里要学辨证知机，就得看《平脉篇》《辨脉篇》。春脉弦，如果不弦了，没有胃气了，就危险了。"这些话足以提醒吾辈认真思考，耐人寻味。

《内经》中的"善诊者，察色、按脉、先别阴阳"是一种预测，用象数时空观指导临证同样是一种预测。这里需要提及一点的是，欲达到"辨证知机"的"神似"境界，丰富乃至重新架构传统文化的知识结构同样显得十分必要，进而给中医以符合"文化生态"发展的定位，包括"方术""象数"，更包括"五运六气"（本身就是"大数据系统"的疾病预测学），是对以太极阴阳（内涵开阖枢）学说为根基的中医理论，进行古人早已指明的"翻译"，把中医辨证论治的过程引向更高更深的层次。《伤寒论》以六经名篇作为辨证纲领，张仲景谆谆告诫我们："若能寻余所集，思过半矣……"最后一再叮嘱："余宿尚方术，请事斯语。"仲景所在年代，方术之道盛行，由"余宿尚方术"可以断定，张仲景乃方术之士也！

运气学说到了汉代已经发展到一个鼎盛阶段，作为东汉末年的张仲景，其《伤寒论》已融进大量的象数信息，他创立的"六经辨证"理论，追本溯源可以认为是中医象数理论发展史上的一个里程碑。不论外感热病或是内伤杂病，我们只要将其纳入六经条文中，按照张仲景的思路进行辨证，便可茅塞顿开，效若桴鼓。

现代信息社会的高速发展，人们的生活节奏加快甚至失控，很多人长期处于身体透支的状态，不论是来自媒体还是我们身边的同事、朋友、亲人，猝死事件时不时发生着，且不仅限于老年，同样包括中年甚至年轻人。中医根据形体、情志、五色等先兆，在一定程度上可以对此做出预测。

如《灵枢·通天》篇记载："盖有太阴之人、少阴之人、太阳之人、少阳之人、阴阳和平之人。凡五人者，其态不同，其筋骨气血各不等。"说明这五种体质类型的人，由于天然的禀赋不同，其性情、体态各异。并进一步指出："太阳之人，多阳而少阴，必谨调之，无脱其阴，而泻其阳。阳重脱者易狂，阴阳皆脱者，暴死，不知人也。"因为阴少，必须很谨慎地调理，不能用泻法脱耗其阴，只可泻其阳。但阳气过度耗散，则易生狂病。如果阴阳均过度脱耗，易猝死，或意识丧失。又云："少阴之人，多阴少阳，小胃而大肠，六腑不调，其阳明脉小，而太阳脉大，必审调之，其血易脱，其气易败也。"因为阳少，足阳明胃经脉气很小，而手太阳小肠经脉气偏大，所以治疗当固其阳气，否则因气少不能摄血，则血易脱，终至元气败亡。

《灵枢·五色》篇载："雷公曰：人不病卒死，何以知之？黄帝曰：大气入于脏腑者，不病而猝死矣。"这里的"大气"，指大邪之气，就是言极其厉害的病邪；"不病"，是指见不到显露的病象。竟然突然死亡！那么如何预知呢？下文写道："赤色出两颧，大如拇指者，病虽小愈必猝死；黑色出于庭，大如拇指，必不病而猝死。"左右两颧骨色赤如拇指大，尽管没有明显的症状，或病情小有好转，还是不免会突然恶化。相当于西医学的风湿性心瓣膜病二尖瓣狭窄，每每见于两颧部血管扩张呈紫红色，形成所谓"二尖瓣面容"。还有见天庭色黑晦暗如拇指大，虽然没有明显的症状，也会突然病情恶化。如肾衰患者晚期，肾脉瘀滞，浊毒水饮留蓄，见面色晦暗，水色罩于天庭者，预后多凶。这是依靠望诊得出的经验。此外还有："真心痛，手足青至节，心痛甚，旦发夕死，夕发旦死。"（《灵枢·厥病》）这是邪犯心脏最为严重的一种心痛病，相当于西医学的冠心病心绞痛及急性心肌梗死。

关于死期的预测，《灵枢·寒热》载有："黄帝曰：决其生死奈何？岐伯曰：反其目视之，其中有赤脉上下贯瞳子，见一脉，一岁死；见一脉半，一岁半死；见二脉，二岁死；见二脉半，二岁半死；见三脉，三岁而死。见赤脉不下贯瞳子，可治也。"这是一种预判的方法，即翻转眼皮察看病人的眼目，如果眼中有赤脉由上而下贯向瞳子的，说明病有危险：见有一条赤脉，预期一年死；一条半赤脉，预期一年半死……见有三条赤脉，预期三年死。若赤脉并没有下贯瞳子的，则不必担心，其病可治。这是讲望诊预后的秘诀，不可不知。

《伤寒论》尤其重视脉诊，凭脉预后。《伤寒论·平脉法》云："脉病人不病，名曰行尸，以无旺气，卒眩仆不识人者，短命则死。人病脉不病，名曰内虚，以无谷神，虽困无苦。"是说脉象有病而其人并不觉得有何不适，实际上这叫作能行走的死人（行尸），因他的脉象说明其脏腑已无生气，会突然昏厥意识丧失，乃至夭亡。若脉无病则无大碍，仅仅就是内虚而已，调补水谷精微之气即可。这些文字，当很好地体会。

总之，中医强调辨证论治，更要求辨证知机，在望诊和脉诊预测疾病的预后生死方面，包括《内经》《伤寒杂病论》《脉经》《千金要方》等经典医籍，均有详细的记载，非常宝贵而且实用。为医者欲提高辨证论治的水平和境界，是需要而且值得下一番功夫的。

主要参考文献

［1］南京中医学院医经教研组.黄帝内经素问译释.上海：上海科学技术出版社，1959.

［2］南京中医学院.难经教释.北京：人民卫生出版社，1979.

［3］陈璧琉，郑卓人.灵枢经白话解.北京：人民卫生出版社，1965.

［4］李培生.伤寒论讲义.上海：上海科学技术出版社，1991.

［5］陈伯坛.读过伤寒论.北京：中国中医药出版社，2013.

［6］冉雪峰.冉注伤寒论.北京：科学技术文献出版社，1982.

［7］刘渡舟.刘渡舟伤寒论讲稿.北京：人民卫生出版社，2017.

［8］胡希恕.伤寒论通俗讲话.北京：中国中医药出版社，2008.

［9］李同宪，李月彩.伤寒论现代解读.西安：第四军医大学出版社，2003.

［10］单玉堂.子午流注与灵龟八法讲稿.北京：中国中医药出版社，2017.

［11］孙成斋.《伤寒论》现代医学评述.合肥：安徽人民出版社，2005.

［12］单志华.中医传承思辨录.北京：中国中医药出版社，2016.

［13］韩世明.再传伤寒论.北京：科学技术文献出版社，2008.

［14］陈明，刘燕华，张保伟.刘渡舟伤寒临证指要.北京：学苑出版社，1998.

［15］王庆国.刘渡舟医论医话100则.北京：人民卫生出版社，2013.

［16］李坚，黄涛，胡存慧.李阳波伤寒论坛讲记.北京：中国中医药出版社，2010.

［17］单志华．胡希恕伤寒论授课笔记．北京：中国中医药出版社，2019.

［18］王立子．宋本《伤寒论》刊行前《伤寒论》文献演变简史（博士论文）（网络）.

［19］梁启超．清代学术概论．北京：中华书局，2010.

［20］吴孟复．古书读校法．合肥：安徽教育出版社，1983.

［21］周士一，潘启明．周易参同契新探．长沙：湖南教育出版社，1982.

［22］黎鸣．学会真思维．北京：中国社会出版社，2009.

［23］钱超尘．伤寒论文献通考．北京：学苑出版社，1993.

［24］蓝旭．东汉士风与文学．北京：人民文学出版社，2004.

［25］傅延龄．张仲景医学源流．北京：中国医药科技出版社，2006.

［26］顾植山．疫病钩沉．北京：中国医药科技出版社，2015.

［27］傅延龄．伤寒论研究大辞典．北京：中国中医药出版社，2017.

［28］王雪苔．《辅行诀脏腑用药法要》校注考证．北京：人民军医出版社，2008.

［29］日·大塚敬节．（王宁元译）．临床应用伤寒论解说．北京：中国中医药出版社，2016.